LOW CARB Abendessen

Das Rezeptbuch

Low Carb für Einsteiger: Über 60 Low Carb Rezepte - gesund und schlank mit Low Carb

Aléna Ènn und www.wunder-kueche.de

1. Auflage, Juni 2017

Inhaltsverzeichnis

Genussvoll abnehmen ohne Hunger – so geht's:

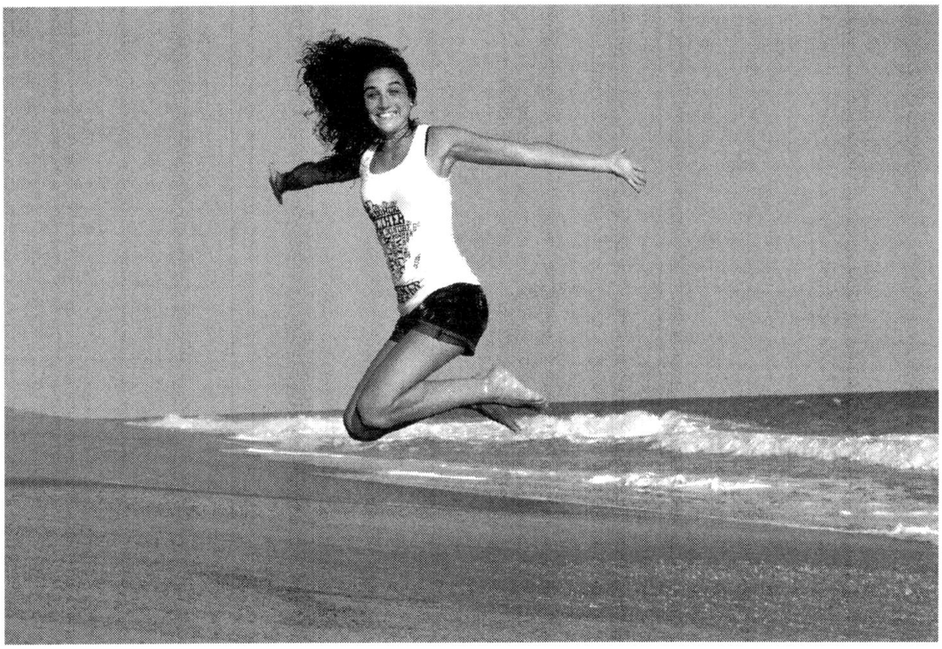

Lecker schlemmen, sich richtig satt essen – und dabei abnehmen und dem Körper etwas Gutes tun. Das klingt wie ein Traum. Aber es ist ganz einfach, wenn man einige Regeln beachtet. Vor allem diese: Reduzieren Sie Kohlehydrate und stellen Sie Ihre Nahrung clever zusammen: **Vor allem abends sollten Sie auf Kohlenhydrate verzichten. Denn Kohlenhydrate stören die Fettverbrennung, die besonders während der Schlafphase stattfindet.**

Wer zum Abendessen hingegen viel Eiweiß und wenige Kohlenhydrate isst, z.B. indem er zu Fleisch, Fisch, Salat oder Gemüse greift, unterstützt außerdem die Produktion des Wachstumshormons HGH. Dieses Hormon regt das Muskelwachstum, den Fettabbau und die Regenerationsprozesse im Körper an. Außerdem kann sogar der Cholesterinspiegel während einer Low Carb Diät sinken.

Hinzu kommt: Eiweiß ist ein sehr guter Sattmacher, der dafür sorgt, dass auch im Verlauf des Abends kein Heißhunger aufkommt. So greifen Sie bestimmt nicht zu Dickmachern wie Chips & Co.

Eiweiß sorgt auch dafür, dass im Gegensatz zu vielen anderen Diäten nicht die Muskelmasse angegriffen wird. Es unterstützt den Körper dabei, wichtige Proteine für Antikörper, Muskeln und Enzyme herzustellen. Auf den folgenden Seiten finden Sie Rezepte, die Ihnen Lust auf Low Carb machen sollen. Herzhafte Snacks und Beilagen, heiße Suppen und raffinierte Hauptgerichte mit Fisch, Fleisch oder viel Gemüse.

In diesem Buch habe ich meine langjährige Erfahrung als Ernährungsberaterin dazu genutzt, Ihnen Gerichte vorzustellen, die die folgenden Kriterien erfüllen:

1. Sie sind kohlenhydratarm
2. Sie schmecken hervorragend
3. Sie lassen sich mit einfachen, jedermann bekannten Zutaten zubereiten
4. Sie sind gesund und beugen Mangelerscheinungen und Krankheiten vor.

Wie funktioniert kohlenhydratarme Ernährung – Low Carb – genau?

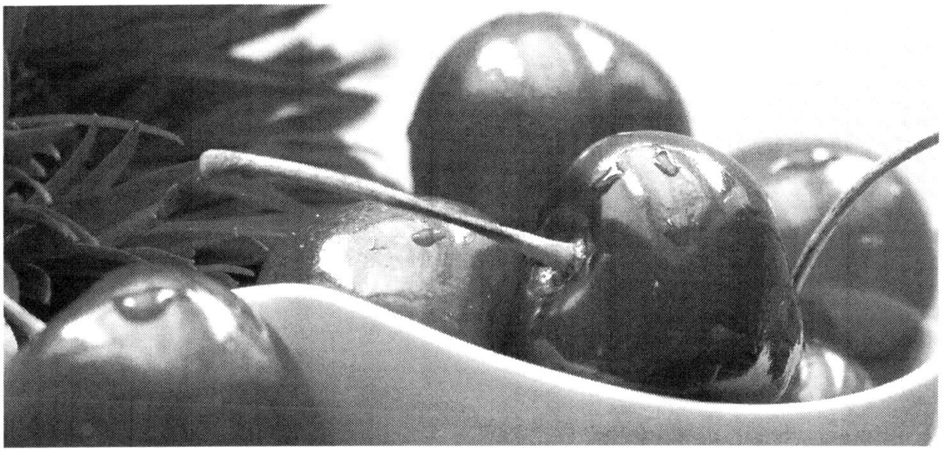

Low Carb steht für „Low Carbohydrates“, also englisch für „wenige Kohlenhydrate“. Und mit dieser Ernährungsform haben schon unzählige Menschen erfolgreich abgenommen. Aber wieso?

Einer der Gründe dafür ist, dass durch weniger Kohlenhydrate im Essen weniger Insulin im Körper ausgeschüttet wird. Insulin sorgt – vereinfacht beschrieben – dafür, dass unsere Zellen Nährstoffe besonders gut aufnehmen. Und mit Nährstoffen meine ich konkret: Energie bzw. Kalorien.

Die aufgenommene Energie wandelt der Körper um (z.B. in Wärme oder Bewegung). Überschüssige Energie lagert er in den Fettzellen ein. Für unsere Vorfahren war dieser Prozess ein Überlebensvorteil. Energieverschwendung konnte sich der frühe Mensch nicht leisten – daher dieses ausgeklügelte „Vorratssystem". Aber wir ärgern uns nun über unsere Wohlstands-Speckröllchen und wollen sie schnell wieder loswerden.

Und noch etwas bewirkt Insulin: Durch die insulinbedingte schnelle Aufnahme der Nährstoffe sinkt der Blutzuckerspiegel rasch wieder auf ein sehr niedriges Level. Die Folge: Der Hunger kehrt zurück. Wenn Sie nun wieder (kohlenhydratreich) essen, beginnt der Kreislauf von vorn. Im Umkehrschluss bedeutet das alles:

Weniger Insulin = weniger Energieaufnahme = weniger eingelagertes Fett.

Bevor Sie jetzt alle Kohlenhydrate verteufeln: Es gibt auch gute Kohlenhydrate. Das sind komplexe Kohlenhydrate. Manche davon kann unser Körper gar nicht verstoffwechseln – Sie kennen diese Kohlenhydrate wahrscheinlich unter dem Namen „Ballaststoffe". Andere Kohlenhydrate liegen als komplexe Moleküle oder in Kombination mit Eiweiß vor, z.B. in Vollkornmehl und Hülsenfrüchten. Um diese Kohlenhydrate zu verdauen, braucht der Körper einiges an Energie und Zeit. Da diese Kohlenhydrate nach und nach ins Blut wandern, steigt der Insulinspiegel nur sehr langsam und leicht an und fällt auch nicht so rapide wieder ab. Und Sie umgehen damit die Insulinfalle.

Zusammenfassend lässt sich sagen: Finger weg von Zucker und mit Zucker gesüßten Getränken wie Limonade, Eistee, Cola, Kakao, von Plätzchen und Kuchen, von Frühstücksflocken, süßen Desserts, Eis, Schokolade, Gummibärchen, Chips, Popcorn, Brot und Brötchen und allen aus Mehl hergestellten Produkten. Finger weg von Nudeln, Klößen, Reis, usw., aber auch von vermeintlich gesünderen Lebensmitteln wie getrocknetem Obst, Honig oder Saft.

Ein zweiter Faktor kommt hinzu, falls Sie sich dazu entschließen sollten, radikal auf Kohlenhydrate zu verzichten: Der Körper wird beginnen, selbstständig Kohlenhydrate zu synthetisieren. Denn ohne einen gewissen Blutzuckerspiegel kann er nicht existieren. Fehlt es ernährungsbedingt an Glucose im Blut, startet der Körper ein Alternativ-Programm: Er wandelt Fett in sogenannte Ketone um – sozusagen ein Ersatz für die fehlenden Kohlenhydrate. Und dafür benutzt er natürlich nicht irgendein Fett, sondern das eingelagerte Körperfett aus den Fettzellen. In Fachkreisen sagt man, der Stoffwechsel wird katabol.

Egal, ob Sie sich für die vollständig kohlendydratfreie Variante entscheiden, oder für die kohlenhydratreduzierte – Sie werden sicher einige Pfunde verlieren. Und das ohne zu hungern. Klingt das nicht gut?

Ab wann isst man denn nun Low Carb?

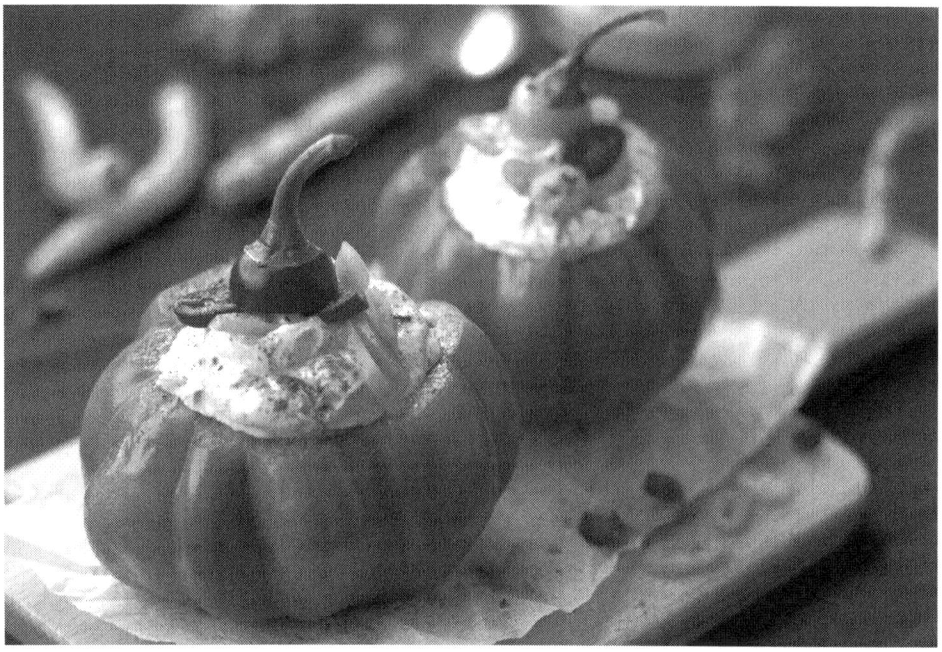

Wer täglich zwischen 70 und 110 g Kohlenhydrate zu sich nimmt, isst Low Carb. Um in den oben genannten katabolen Stoffwechsel zu gelangen, sollten es nicht mehr als 30 g Kohlenhydrate am Tag sein. Zum Vergleich: Der Durchschnittskonsum der Deutschen liegt bei über 200 g Kohlenhydrate am Tag.

Ist der Diäterfolg dauerhaft?

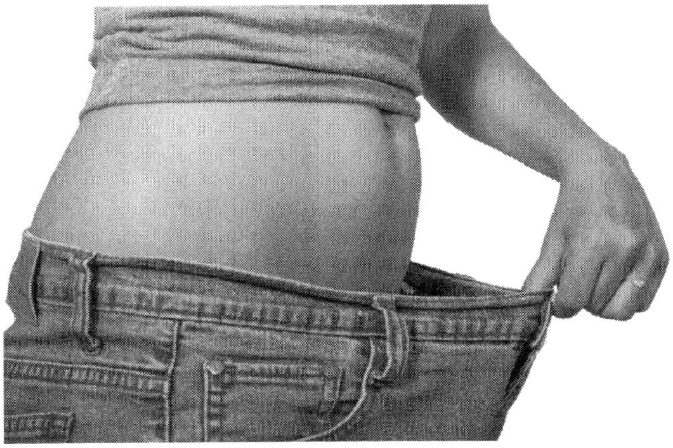

Wie bei jeder Diät gilt: Wenn Sie nach dem Abnehmen wieder in alte Ernährungsmuster zurückfallen, werden Sie wieder zunehmen.

Deshalb sind Diäten out. Ernährungsumstellung ist in. Darum sollten Sie auch Low Carb als Ernährungsumstellung verstehen. Sie werden sehen, dass es sich mit weniger Kohlenhydraten ebenso genussvoll leben lässt wie zuvor.

Aber nicht jeder möchte dauerhaft auf Kohlenhydrate verzichten oder zumindest nicht von jetzt auf gleich. Machen Sie sich bewusst, dass jeder Weg mit einem ersten Schritt beginnt. Sie können z.B. damit beginnen, eine Mahlzeit am Tag kohlenhydratarm zu gestalten (bevorzugt das Abendessen). Der Abnehmerfolg wird dann zwar langsamer vonstattengehen, aber selbst das ist doch besser, als weiterhin immer dicker und ungesünder zu werden, oder?

Ist Low Carb eigentlich gesund?

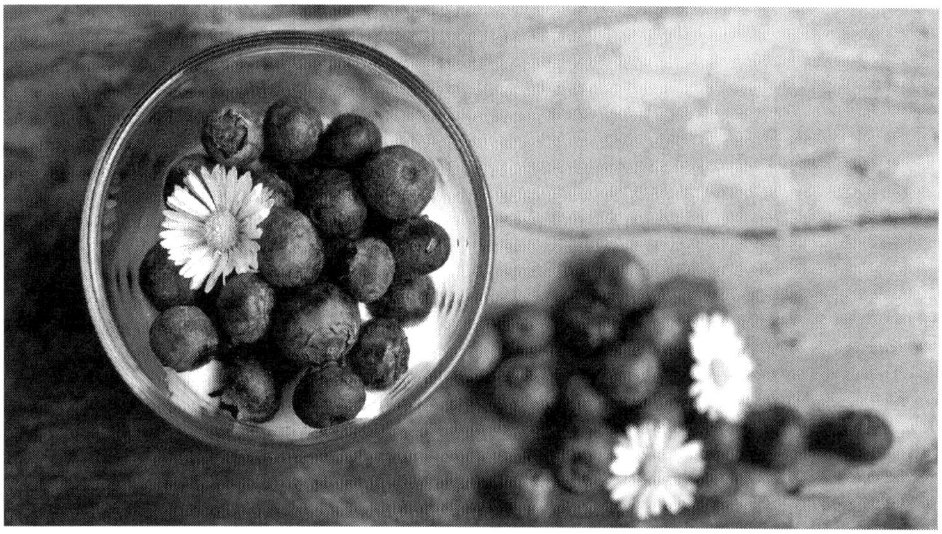

Grundsätzlich gibt es einige Faktoren im Rahmen einer Low Carb-Ernährung, die sich positiv auf Ihre Gesundheit auswirken: Zum einen der Verzicht auf Zucker (nicht nur Ihre Bauchspeicheldrüse, auch Ihre Zähne, Knochen, Magen und Haut werden es Ihnen danken), zum anderen der höhere Anteil an hochwertigen Fetten und Ölen und vor allem an Gemüse mit all seinen wichtigen Nährstoffen.

In diesem Buch werden ausschließlich Rezepte vorgestellt, die wirklich gesund sind. Rezepte, die Ihnen Vitalstoffe über das „normale" Maß hinaus liefern.

Orientieren Sie sich also an den hier vorgestellten Rezeptideen, wird Ihr gesamter Körper erheblich von einer Ernährungsumstellung profitieren.

Zu jedem Rezept in diesem Buch finden Sie eine kleine Info, welche Inhaltsstoffe, Vitamine und Mineralien sich besonders positiv auswirken.

Sie erfahren, an welcher Stelle im Körper diese ihre Wirkung entfalten und warum manche Nahrungsmittel fast schon als Medizin durchgehen könnten.

So wird Low Carb nicht nur lecker und figurfreundlich, sondern auch richtig gesund! Zudem finden Sie selbstverständlich eine Übersicht über den Kalorien-, Eiweiß-, Fett- und Kohlenhydratgehalt jeder Speise.

Die Nahrung sollte unsere Medizin sein

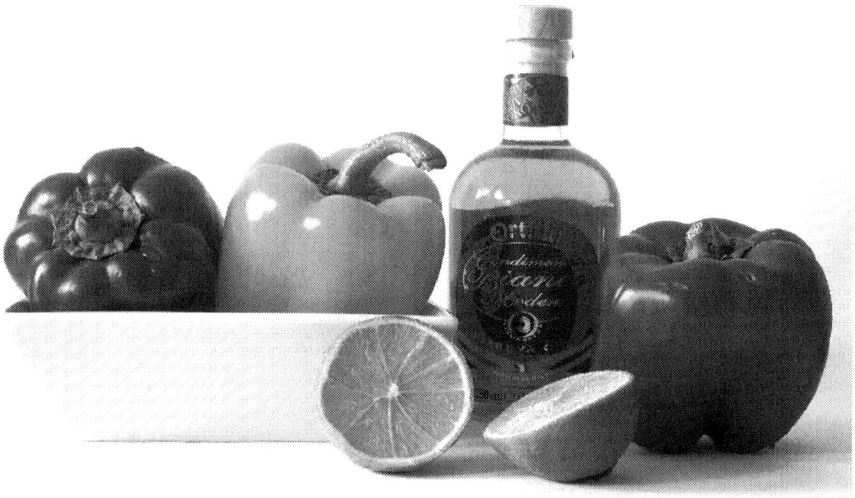

… sagte schon Hippokrates.

Daher wurde jedes Gericht in diesem eBook exakt so zusammengestellt, dass sich die positiven, gesundheitsfördernden Eigenschaften der Zutaten perfekt ergänzen und ein Maximum an Vitalstoffen aufgenommen werden kann.

Sei es aufgrund bestimmter Vitamine oder Mineralstoff-Kombinationen, aufgrund von besonderen Pflanzenwirkstoffen oder durch hochwertige Mikronährstoffe – die Zutaten der Rezepte wurden so ausgewählt, dass

Sie nach Herzenslust schlemmen dürfen, und Ihrem Wohlbefinden dabei einen großen Gefallen tun. Welchen positiven Effekt die einzelnen Gerichte haben, erfahren Sie direkt auf den Rezeptseiten.

Wahrscheinlich geht es Ihnen aber vor allem darum, ein paar Kilos loszuwerden. Und auch damit tun Sie nicht nur Ihrem Aussehen, sondern auch Ihrer Gesundheit etwas Gutes!

Sie wollen noch mehr über gesunde Ernährung wissen oder interessieren sich für vielseitige Rezepte? Dann klicken Sie sich doch mal rein: www.wunder-kueche.de

Viel Spaß wünscht Ihnen

Aléna Ènn

I. Beilagen und Snacks

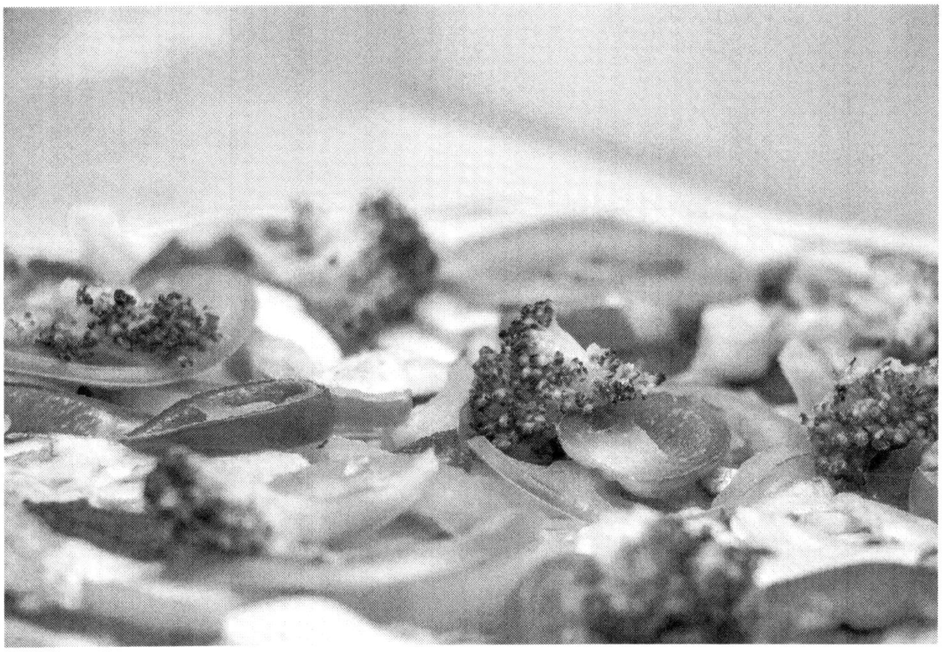

Herzhafte Nuss-Muffins

Die Zutaten reichen für ca. 6 Stück

Kalorien pro Portion: ca. 162

Eiweiß pro Portion: ca. 10 g

Fett pro Portion: ca. 12 g

Kohlenhydrate pro Portion: ca. 3 g

Zubereitungszeit: ca. 60 Minuten

Schwierigkeit: leicht

Was ist das Besondere?

Haselnüsse zählen, botanisch betrachtet, zum Schalenobst. Sie bringen hochwertige Fette, bis zu 12% Eiweiß, Ballaststoffe und komplexe Kohlenhydrate mit. Durch die hohe Nährstoffdichte machen Haselnüsse lange satt und beugen Heißhunger vor. Außerdem beachtenswert: der hohe Arginingehalt. Dabei handelt es sich um eine Aminosäure, die der Körper zur Produktion von Botenstoffen benötigt, um Blutgefäße zu erweitern und dadurch die Durchblutung zu fördern. Der Verzehr von Haselnüssen senkt zudem den Cholesterinspiegel, führt dem Körper wertvolle Antioxidantien zu , beugt Entzündungen vor, verhindert Heißhunger, versorgt mit Magnesium, Calcium, Phosphor und Eisen sowie dem Lecitin, das für die Nervenfunktionen unerlässlich ist.

Zutaten:

220 g Magerquark

4 Eier

100 g gemahlene Haselnüsse

2 EL Leinsamen

2 TL Salz

½ TL Backpulver

1 TL Oregano, getrocknet

Und so geht's:

1. Die Eier trennen und Eiweiß zu Schnee schlagen.

2. Alle übrigen Zutaten verrühren.

3. Den Eischnee unterziehen.

4. Den Teig in gefettete oder mit Papiermanschetten ausgelegte Muffin-Förmchen füllen und bei 180°C für ca. 20 Minuten backen, dann den Ofen auf 130°C zurückschalten und weitere 30 Minuten backen. Auf einem Rost abkühlen lassen.

Spätzle aus Kichererbsenmehl

Die Menge reicht für 4 Portionen (als Beilage)

Kalorien pro Portion: ca. 290

Eiweiß pro Portion: ca. 19 g

Fett pro Portion: ca. 8 g

Kohlenhydrate pro Portion: ca. 46 g

Zubereitungszeit: ca. 15 Minuten

Schwierigkeit: leicht

Was ist das Besondere?

Kichererbsenmehl enthält weniger Kohlenhydrate als Weizenmehl. Dafür aber Proteine, die lange satt machen. Kichererbsen sind ballaststoffreich und enthalten sogar krebshemmende Stoffe. Wie wertvoll die Ballaststoffe aus den Kichererbsen sind, wiesen japanische Forscher in einer großangelegten Studie mit mehr als 43.000 Menschen zwischen 49 und 70 Jahren nach. Ergebnis: Je mehr Ballaststoffe in Form von Hülsenfrüchten, z.B. Kichererbsen, die Probanden aßen, umso geringer war ihr Risiko, an Darmkrebs zu erkranken. Das Mehl der Kichererbse eignet sich als nicht nur gut zur Herstellung leckerer Spätzle, sondern hilft Ihnen auch, langfristig gesund zu bleiben.

Zutaten:

280 g Kichererbsenmehl

3 Eier

ca. 10 EL Mineralwasser

2 TL Salz

1 Messerspitze Muskatnuss

Und so geht's:

1. Das Kichererbsenmehl mit den Eiern und dem Mineralwasser sowie etwas Salz und ein wenig geriebener Muskatnuss zu einem zähen Teig verrühren.

2. Den Teig mit einem Spätzlehobel portionsweise in einen Topf mit siedendem, aber nicht sprudelnd kochendem Wasser schaben und 1 bis 2 Minuten gar ziehen lassen. Mit einer Schaumkelle herausheben und sofort servieren (oder auf Vorrat zubereiten und dann mit etwas Butter oder Margarine mischen und abkühlen lassen).

Gegrillte Paprikaspalten

Die Menge reicht für 4 Portionen (als Beilage)

Kalorien pro Portion: ca. 85

Eiweiß pro Portion: ca. 3 g

Fett pro Portion: ca. 3 g

Kohlenhydrate pro Portion: ca. 15 g

Zubereitungszeit: ca. 20 Minuten

Schwierigkeit: leicht

Was ist das Besondere?

Die unterschiedlichen Farben der Paprika sind keine verschiedenen Züchtungen, sie spiegeln vielmehr den Reifegrad des Gemüses wider: „unreife“ Paprika sind grün, werden dann gelblicher und schließlich rot. Egal für welches Reifestadium Sie sich entscheiden, Paprika haben kaum Kalorien. Dafür punkten sie aber mit reichlich Kalium, Magnesium, Calcium und Zink, den Vitaminen A und B und besonders C. Zudem bringen Paprika Flavonoide und Carotine mit. Diese beiden Stoffe sind für ihre antioxidative und zellschützende Wirkung bekannt. Sie reduzieren unter anderem das Risiko für Herz-Kreislauf-Erkrankungen, Arthrose, vorzeitiges Altern und Entzündungsreaktionen. Bei den amerikanischen Ureinwohnern galt Paprika sogar als Heilmittel gegen Arthrose und Kopfschmerzen.

Zutaten:

4 Paprikaschoten

1-2 EL Öl

Salz

Pfeffer

Und so geht's:

1. Die Paprikaschoten putzen und in Spalten schneiden. Dünn mit Öl bepinseln.

2. Die Paprikaspalten dicht an dicht in eine heiße Grillpfanne legen und von jeder Seite ca. 4 Minuten grillen. Salzen, pfeffern und servieren.

Eiweiß-Brot

Die Zutaten ergeben ca. 750 g / 10 Scheiben

Kalorien pro Portion: ca. 175

Eiweiß pro Portion: ca. 33 g

Fett pro Portion: ca. 15 g

Kohlenhydrate pro Portion: ca. 8 g

Zubereitungszeit: ca. 90 Minuten

Schwierigkeit: leicht

Was ist das Besondere?

Kichererbsenmehl enthält weniger Kohlenhydrate als Weizenmehl, dafür aber Proteine, die lange satt machen, sowie wertvolle Ballaststoffe. Leinsamen ist gleich dreimal gesund: Die Körner sind reich an herzschützenden Omega-3-Fettsäuren, wirken als Darm-Schutz und sind ein natürlicher Krebs-Hemmer. Die Mandeln liefern Mineralstoffe (z.B. Magnesium, Calcium, Kupfer) und die Vitamine B und E. Sehr gesund ist ihr hoher Anteil an Omega-3-Fettsäuren. Diese Fette helfen bei der Vorbeugung von Entzündungsreaktionen und sind für ihre positive Wirkung auf Herz und Blutgefäße bekannt. Das, was die Mandel grundsätzlich auszeichnet, ist ihr positives Verhältnis der Nährstoffe zueinander. Diese Ausgewogenheit ermöglicht es dem menschlichen Organismus, die Mineralien und Vitamine optimal aufzunehmen.

Zutaten:

100 g Kichererbsenmehl

200 g Weizeneiweiß (Gluten, erhältlich z.B. online)

100 g gemahlene Mandeln

110 g Leinsamen, geschrotet

1 Würfel Hefe

1-1 ½ EL Salz

160 ml Buttermilch, lauwarm

150 ml Wasser, lauwarm

Kümmel und Fenchelsamen (gemörsert) nach Belieben

Und so geht's:

1. Alle Zutaten miteinander verkneten, 20 Minuten zugedeckt gehen lassen. Nochmals verkneten und in eine mit Backpapier ausgelegte Kastenform oder einen gefetteten Römertopf legen (Im Römertopf entsteht eine schönere Kruste.)

2. In den kalten Backofen stellen und den Ofen mit Brot darin auf 170°C heizen, ca. 50 Minuten backen.

3. Einige Minuten abkühlen lassen, aus der Form nehmen und in ein Handtuch wickeln. Erst nach mindestens 12 Stunden schneiden.

Haben Sie einen Brotbackautomaten? Dann geben Sie einfach alle Zutaten hinein und wählen Sie das Programm „normal".

Möhrenstampf

Die Mengenangaben genügen für 4 Portionen (als Beilage)

Kalorien pro Portion: ca. 88

Eiweiß pro Portion: ca. 3 g

Fett pro Portion: ca. 4 g

Kohlenhydrate pro Portion: ca. 16 g

Zubereitungszeit: ca. 20 Minuten

Schwierigkeit: leicht

Was ist das Besondere?

Möhren, auch Karotten genannt, enthalten so viel des sekundären Pflanzenstoffes Beta Carotin, wie kaum ein anderes Gemüse. Beta Carotin wird im Körper zu Vitamin A umgewandelt. Dieser Stoff unterstützt die Sehfähigkeit und schützt vor Nachtblindheit und altersbedingter Degeneration der Augen.

Der Wirkstoff kann aber noch mehr: Studien belegen, dass Beta Carotin bzw. das „Endprodukt" Vitamin A in der Nahrung eine krebshemmende Wirkung haben kann, beispielsweise auf Brust-, Lungen-, Prostata- und Magen-Darm-Krebs. Vitamin A hemmt nämlich die Entartung gesunder Zellen, und unterstützt die Rückbildung krebsartiger Zellen.

Zutaten:

20 g Ingwer (frisch)

100 g Zwiebeln

650 g Möhren

1 TL Tomatenmark

1 EL Öl

75 ml Gemüsebrühe

2 EL Petersilie, gehackt

Salz

Pfeffer

Und so geht's:

1. Den Ingwer schälen und fein hacken. Die Zwiebeln in Würfel schneiden. Die Möhren schälen und in Scheiben schneiden.
2. Tomatenmark und Zwiebeln im Öl scharf anbraten, Ingwer und Möhren dazu geben. Mit Salz und Pfeffer würzen, die Brühe angießen und mit Deckel bei mittlerer Hitze ca. 12 bis 15 Minuten garen.
3. Mit einem Kartoffelstampfer zerstampfen und mit Petersilie vermischt servieren.

Gemüsetortilla

4 Portionen (als Beilage)

Kalorien pro Portion: ca. 290

Eiweiß pro Portion: ca. 19 g

Fett pro Portion: ca. 19 g

Kohlenhydrate pro Portion: ca. 8 g

Zubereitungszeit: ca. 35 Minuten

Schwierigkeit: leicht

Was ist das Besondere?

Während die traditionelle spanische Tortilla mit Kartoffeln zubereitet wird, geben in dieser Variante Erbsen und Lauch den Ton an. Sie liefern wenige Kohlenhydrate, dafür aber leicht verdauliches Eiweiß, Eisen und Kalium. Und: Das in Erbsen und Petersilie reichlich enthaltene Chlorophyll hat eine antioxidative, immunsystemstimulierende Wirkung.

Zutaten:

250 g Lauch

1 kleine rote Zwiebel

225 g Erbsen (TK)

6 Eier

50 g Parmesan

3 EL Petersilie

1 EL Öl

Salz

Pfeffer

Und so geht's:

1. Den Lauch waschen und in feine Ringe schneiden, die Zwiebel schälen und sehr fein würfeln. Beides in einer Pfanne mit 1 EL Öl anbraten. Die Erbsen ebenfalls in die Pfanne geben und warm werden lassen.

2. In der Zwischenzeit die Eier mit dem Käse, Petersilie, Salz und Pfeffer verrühren.

3. Eine Springform mit Backpapier auslegen. Zuerst das Gemüse hineingeben, dann die Eiermischung darüber gießen. Kurz rütteln, damit das Ei sich wirklich gut verteilt. Im Ofen (am besten einige Minuten vorgeheizt) backen: 180°C, 20 bis 25 Minuten.

Gemüserösti vom Blech

4 Portionen (als Beilage)

Kalorien pro Portion: ca. 310
Eiweiß pro Portion: ca. 21 g
Fett pro Portion: ca. 21 g
Kohlenhydrate pro Portion: ca. 9 g
Zubereitungszeit: ca. 25 Minuten
Schwierigkeit: leicht

Was ist das Besondere?

Diese Röstis mit Zwiebeln und Möhren liefern wenige Kohlenhydrate, dafür aber reichlich Vitamine und hochwertiges Eiweiß. Das in Petersilie und Spinat bzw. Mangold reichlich enthaltene Chlorophyll hat eine antioxidative, immunsystemstimulierende Wirkung.
Spinat und Mangold sind gesunde Gemüsesorten: Sie enthalten einen hohen Anteil an Beta Carotin, das im Körper zu Vitamin A umgewandelt wird. Dieser Stoff unterstützt die Sehfähigkeit, schützt vor Nachtblindheit und altersbedingter Degeneration der Augen. Die Inhaltsstoffe Zeaxanthin und Lutein in den grünen Blättern unterstützen diese Wirkung zusätzlich. Wichtig: Da all diese Stoffe nur in Kombination mit Fett aus der Nahrung aufgenommen werden können, sollten Sie darauf achten, immer ein paar Tropfen hochwertiges Öl zu verwenden. In diesem Fall liefern Eier und Leinsamen sowie das zum Braten verwendete Öl die nötige Fettmenge.

Zutaten:

2 Zwiebeln

7 Eier

7 EL Mineralwasser

3 EL Petersilie

220 g Möhren

120 g Blattspinat oder Mangold

1 EL Öl

Salz

Pfeffer

5 EL Leinsamen

Und so geht's:

1. Zwiebeln in Würfel schneiden und die Möhren raspeln. Spinat- oder Mangoldblätter in Streifen schneiden.
2. Zwiebeln und Möhren im Öl anbraten, 8 Minuten bei mittlerer Hitze garen.
3. Die Eier mit dem Mineralwasser, Leinsamen, Petersilie, Salz und Pfeffer verrühren.
4. Ein Backblech mit Backpapier auslegen. Zuerst den Mix aus Zwiebeln und Möhren darauf geben, dann die gehackten Spinat- bzw. Mangoldblätter, dann die Eiermischung darüber gießen. Kurz rütteln, damit das Ei sich wirklich gut verteilt. Im Ofen (am besten einige Minuten vorgeheizt) backen: 180°C, 15 bis 20 Minuten. Auf dem Blech in Stücke schneiden und servieren.

Blumenkohlpüree

4 Portionen (als Beilage)

Kalorien pro Portion: ca. 85
Eiweiß pro Portion: ca. 6 g
Fett pro Portion: ca. 6 g
Kohlenhydrate pro Portion: ca. 7 g
Zubereitungszeit: ca. 20 Minuten
Schwierigkeit: leicht

Was ist das Besondere?

Blumenkohl ist kalorienarm aber sehr reich an Vitamin C, Calcium, Eisen, Magnesium, Kalium, Chrom und Folsäure. Das weiße Gemüse kommt mit ganz wenigen Kohlenhydraten gerade recht für die Low-Carb-Ernährung. Aufgrund seines milden, nahezu neutralen Geschmacks eignet sich gestampfter Blumenkohl z.B. als Ersatz für Kartoffelpüree. Blumenkohlstampf passt daher besonders gut zu Gerichten mit Soße, da er diese gut aufnehmen kann.

Zutaten:

1500 g Blumenkohl

130 ml Wasser

Salz

Pfeffer

Muskatnuss

1 TL Butter oder Margarine

Und so geht's:

1. Wasser und Blumenkohl mit Salz und Pfeffer in einen Topf geben und mit Deckel bei mittlerer Hitze ca. 15 Minuten garen. Übriges Wasser abgießen.

2. Mit einem Kartoffelstampfer zerstampfen, Butter unterziehen, mit Muskatnuss abschmecken und servieren.

Gefüllte Champignons

4 Portionen (als Beilage)

Kalorien pro Portion: ca. 190
Eiweiß pro Portion: ca. 10 g
Fett pro Portion: ca. 15 g
Kohlenhydrate pro Portion: ca. 2 g
Zubereitungszeit: ca. 25 Minuten
Schwierigkeit: leicht

Was ist das Besondere?

Champignons stecken voller Eisen und B-Vitaminen, die sich positiv auf die Nerven auswirken – gerade bei Stress. Außerdem machen Champignons lange satt. Und das, obwohl sie kaum Kalorien haben.
Der Spinat liefert viel Chlorophyll, das im Körper eine bessere Sauerstoff-Versorgung bis ins kleinste Blutgefäß bewirkt. Alles in allem ist dies eine Beilage, die besonders das Gehirn auf Trab bringt.

Zutaten:

500 g Riesen-Champignons (4 Stück)

1 Knoblauchzehe

3 EL Öl

300 g Blattspinat, frisch

120 g würziger Käse, z.B. Emmentaler oder Grana Padano

3 EL Weißwein

Salz

Pfeffer

3 EL Mandelblättchen

Und so geht's:

1. Die Pilze putzen, den Stiel herausbrechen. Knoblauch fein hacken. Spinat putzen und trockenschleudern.
2. Die Pilze in 1 EL Öl anbraten und einmal wenden (ca. 2 Minuten je Seite). Salzen und pfeffern und in eine Auflaufform legen. Die offene Seite sollte nach oben zeigen.
3. Knoblauch und Spinat im restlichen Öl zusammenfallen lassen, Wein, Salz und Pfeffer hinzugeben und etwas einkochen lassen.
4. Den Spinat in die Pilze füllen, Käse darüber reiben, mit Mandeln bestreuen und bei 200°C ca. 12 Minuten überbacken (am besten auf der obersten Einschubleiste).

Blumenkohl-Reis

4 Portionen (als Beilage)

Kalorien pro Portion: ca. 69

Eiweiß pro Portion: ca. 6 g

Fett pro Portion: ca. 1 g

Kohlenhydrate pro Portion: ca. 7 g

Zubereitungszeit: ca. 20 Minuten

Schwierigkeit: leicht

Was ist das Besondere?

Blumenkohl ist ein Segen für die Low-Carb-Ernährung. Aufgrund seines relativ neutralen Geschmacks und natürlich auch der Farbe kann man ihn sehr gut zu einer Art Reis-Ersatz verarbeiten. In dieser Form passt er gut zu soßenreichen Gerichten, z.B. zu Currys oder Schmorgerichten. Und der Aufwand für Blumenkohl-Reis ist wirklich gering, wie dieses Rezept zeigt.

Zutaten:

1500 g Blumenkohl
Wasser
Salz

Und so geht's:

1. Den Blumenkohl in Röschen teilen und im Mixer portionsweise zerkleinern, bis die Stücke etwa die Größe von Reiskörnern haben.

2. Das Wasser zum Kochen bringen und die Blumenkohlstückchen darin ca. 3 bis 5 Minuten (je nach Größe und gewünschtem „Biss“) garen. In ein Sieb abgießen, salzen und servieren.
   Wer es sich noch leichter machen will, kann die Blumenkohl-Stückchen auch ca. 5 bis 7 Minuten abgedeckt und ohne Wasser in der Mikrowelle garen.

Gebratener Romanesco

4 Portionen (als Beilage)

Kalorien pro Portion: ca. 85

Eiweiß pro Portion: ca. 9 g

Fett pro Portion: ca. 13 g

Kohlenhydrate pro Portion: ca. 15 g

Zubereitungszeit: ca. 20 Minuten

Schwierigkeit: leicht

Was ist das Besondere?

Aufgrund seines milden Geschmacks eignet sich Romanesco ideal als Beilage. Der wunderschön grüne Romanesco enthält viel Provitamin A und Carotinoide, die Haut und Schleimhäute schützen. Aufgrund einer zarten Zellstruktur ist diese Kohlart besonders leicht verdaulich, sättigt dabei nachhaltig und liefert wertvolle Ballaststoffe. Die feine Struktur sorgt dafür, dass Romanesco Soßen hervorragend aufnimmt. Daher eignet er sich gut z.B. als Beilage zu Schmorgerichten mit viel Soße.

Zur Abwechslung kann man den Romanesco übrigens sehr gut durch andere Gemüsearten ersetzen, z.B. Rosenkohl, Broccoli, Paprika, Möhren, Pastinaken, Zucchini, Kohlrabi etc.

Zutaten:

1200 g Romanesco (TK)
1 bis 2 EL Öl
Salz
Pfeffer

Und so geht's:

1. Den Romanesco auftauen lassen und jedes Röschen halbieren.
2. Das Öl erhitzen.
3. Die Romanesco-Röschen mit der Schnittfläche nach unten ins heiße Öl legen, Temperatur etwas reduzieren und mit Deckel ca. 7 Minuten braten bzw. bis die Schnittfläche eine schöne braune Farbe hat. Wenden und mit Deckeln nochmals ca. 7 Minuten braten. Dabei die Pfanne ab und zu rütteln. Mit Salz und Pfeffer abschmecken und servieren.

Spinat-Ricotta-Cupcakes

6 – 8 Stück bzw. 4 Portionen (als Beilage)

Kalorien pro Portion: ca. 130

Eiweiß pro Portion: ca. 9 g

Fett pro Portion: ca. 9 g

Kohlenhydrate pro Portion: ca. 4 g

Zubereitungszeit: ca. 30 Minuten

Schwierigkeit: leicht

Was ist das Besondere?

Eine leckere Beilage mit wenigen Kohlenhydraten aber viel Eiweiß. Dadurch sättigen diese herzhaften Cupcakes sehr. Sie sind auch „solo“ oder als Snack eine schöne Abwechslung. Käse, Ricotta und Schmand liefern sogar eine Extra-Portion Calcium. Wer noch mehr Kalorien sparen will, sucht gezielt nach fettarmem Ricotta oder ersetzt den Schmand durch Frischkäse „light“.

Zutaten:

1 kleine Zwiebel

1 Knoblauchzehe

100 g Schmand

200 g Ricotta

450 g Blattspinat (TK)

1,5 TL Johannisbrotkernmehl

40 g Grana Padano (oder ein anderer würziger Käse)

3 EL Pinienkerne

2 Eier

1 EL Öl

Salz

Pfeffer

Muskatnuss

Und so geht's:

1. Den Blattspinat auftauen lassen und das Wasser ausdrücken, den Spinat anschließend kleinschneiden. Die Zwiebel und die Knoblauchzehe fein hacken. Den Käse reiben.

2. Schmand und Ricotta verrühren, das Johannisbrotkernmehl, das Ei, Salz und Pfeffer sowie ein wenig Muskatnuss dazugeben und kräftig schlagen. Zwiebelwürfel, Knoblauch, Käse und Spinat zugeben und alles unterrühren.

3. Muffinförmchen mit dem Öl fetten und die Masse hineingeben. Mit Pinienkernen bestreuen und diese leicht andrücken. Bei 160°C ca. 30 Minuten backen.

II. Hauptgerichte mit Fleisch

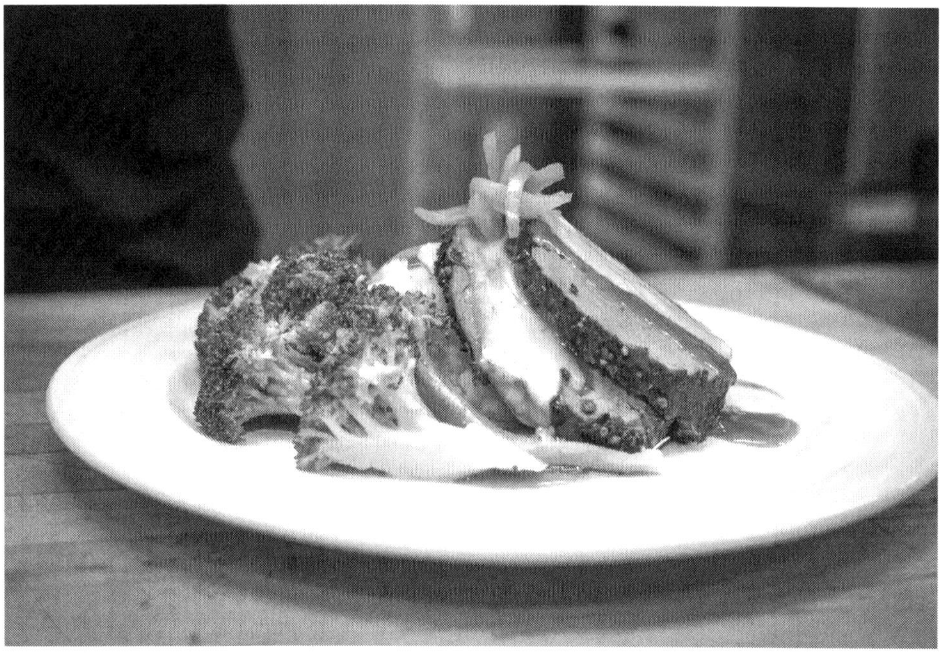

Fruchtige Pfeffersteaks auf Blumenkohl und Broccoli

4 Portionen
Kalorien pro Portion: ca. 480
Eiweiß pro Portion: ca. 42 g
Fett pro Portion: ca. 16 g
Kohlenhydrate pro Portion: ca. 13 g
Zubereitungszeit: ca. 20 Minuten
Schwierigkeit: leicht

Was ist das Besondere?

Grüner Pfeffer enthält ätherische Öle. Diese kurbeln Durchblutung und Stoffwechsel an. Damit wird auch die Fettverbrennung beschleunigt und das Essen liegt gar nicht schwer im Magen. Die Schärfe setzt zudem Endorphine frei – und die machen glücklich. Dazu gibt's Broccoli und Blumenkohl. Die kleinen Röschen sind wahre Bomben an Vitamin C und Mineralien, die Immunsystem und Knochen stärken. Gedämpft statt gekocht, bleiben die wertvollen Stoffe im Gemüse erhalten.
Hinzu kommen Pfirsiche. Die geben eine angenehme Süße und sind kalorienarm. Pfirsiche enthalten die Vitamine B1, B2, C und E sowie Mineralstoffe, z.B. Calcium, Kalium und Phosphor. Besonders Kalium kann die Gewichtsabnahme effektiv unterstütztzen, da es entwässernd wirkt

Zutaten:

1 Zwiebel

2 Knoblauchzehen

4 TL eingelegter grüner Pfeffer

4 Minutensteaks vom Schwein (je ca. 200 g)

1 EL Öl

7 EL Orangensaft

1 EL Cognac (nach Belieben)

300 ml Sojasahne oder Kochcreme

2 Pfirsichhälften aus dem Glas (ohne Zucker, z.B. von natreen)

350 g Blumenkohl, geputzt (TK)

350 g Broccoli, geputzt (TK)

Pfeffer

Salz

Muskatnuss

2 EL Schnittlauchröllchen (frisch oder TK)

Und so geht's:

1. Zwiebel und Knoblauch schälen, fein hacken. Den grünen Pfeffer abtropfen lassen. Die Pfefferkörner zerdrücken (z.B. mit Hilfe eines breiten Messers).

2. Blumenkohl und Broccoli mit ganz wenig Salzwasser in einem Topf zum Kochen bringen und mit geschlossenem Deckel bei mittlerer Hitze ca. 15 Minuten garen. Zwischendurch möglichst wenig umrühren, damit die Röschen nicht zerfallen.

3. In der Zwischenzeit die Minutensteaks in wenig Öl von beiden Seiten jeweils ca. 2 Minuten scharf anbraten. Danach salzen und leicht pfeffern, aus der Pfanne nehmen und in Alufolie wickeln. Ruhen lassen.

4. Die Zwiebel und den Knoblauch in die Pfanne geben und leicht anschwitzen. Pfefferkörner und Orangensaft sowie den Cognac (nach Belieben) hinzugeben. Sojasahne oder Kochcreme dazugeben und ein wenig einkochen lassen.

5. Die Minutensteaks mitsamt dem Bratensaft, der evtl. ausgetreten ist, dazugeben und alles kurz gemeinsam aufkochen lassen, mit Salz und Pfeffer würzig abschmecken.

6. Die Pfirsichhälften abtropfen lassen, in sehr feine Spalten schneiden, auf den Schnitzeln anrichten, mit den Schnittlauchröllchen bestreuen.

7. Das Gemüse abgießen, leicht mit Salz und Muskatnuss würzen und gemeinsam mit den Minutensteaks servieren.

Putengeschnetzeltes mit Zucchini-Bandnudeln

4 Portionen
Kalorien pro Portion: ca. 440
Eiweiß pro Portion: ca. 40 g
Fett pro Portion: ca. 16 g
Kohlenhydrate pro Portion: ca. 11 g
Zubereitungszeit: ca. 25 Minuten
Schwierigkeit: leicht

Was ist das Besondere?

Statt der herkömmlichen Sahne wird Sojacreme oder Kochcreme verwendet, die fettärmer ist. Gerade Soja hat einen positiven Effekt: Die Sojabohnen sind reich an sekundären Pflanzenstoffen, den Phytosterolen. Diese senken Wert des „bösen" LDL-Cholesterins und verhindern zudem aktiv, dass ein Teil der in der Nahrung vorhandenen Menge des Cholesterins während der Verdauung aufgenommen wird. Das Cholesterin wird viel schneller und unverdaut ausgeschieden. Das „gute" HDL-Cholesterin wird dagegen nicht beeinträchtigt.
Das Putenfleisch ist eiweißreich, enthält nur ca. 1% Fett, aber viel Vitamin B6, B12, und Mineralien, z.B. Kalium, Magnesium, Zink und Eisen.
Achten Sie unbedingt auf Bio-Fleisch, denn in der Bio-Mast wird wenig bis kein Antibiotikum eingesetzt und die Tiere leben unter deutlich besseren Bedingungen – was sich im Geschmack widerspiegelt.

Zutaten:

2 rote Zwiebeln
500 g Bio-Putenbrustfilet
1 EL Öl
325 ml Sojasahne oder Kochcreme
300 g Champignons (frisch oder TK)
750 g Zucchini
1 TL gekörnte Brühe (Pulver)
Pfeffer
Salz
2 EL Petersilie (frisch oder TK)

Und so geht's:

1. Zwiebel schälen, würfeln. Putenbrustfilet in mundgerechte Stücke schneiden. Champignons putzen oder auftauen und abtropfen lassen. Wenn nötig in Stücke schneiden.

2. Zuerst die Putenwürfel mit den Zwiebeln in wenig Öl anbraten, dann Champignons hinzugeben. Sojasahne oder Kochcreme dazugeben und ein wenig einkochen lassen. Die gekörnte Brühe hinzugeben, mit Salz und Pfeffer abschmecken.

3. Während das Geschnetzelte einkocht, die Zucchini schälen und die grüne Schale wegwerfen (oder z.B. für Suppen o.ä. zur Seite legen). Mit dem Sparschäler weiter rundherum abhobeln, so dass Bandnudelartige Streifen entstehen. Diese in zum Geschnetzelten in die Pfanne geben und 1 bis 2 Minuten mitköcheln lassen. Mit Petersilie bestreuen und servieren.

Gebratener Spargel mit Schinken

4 Portionen

Kalorien pro Portion: ca. 160

Eiweiß pro Portion: ca. 10 g

Fett pro Portion: ca. 13 g

Kohlenhydrate pro Portion: ca. 5 g

Zubereitungszeit: ca. 30 Minuten

Schwierigkeit: leicht

Was ist das Besondere? Wenige Kalorien, frischer mediterraner Geschmack – was will man mehr? Der Rinderschinken liefert wertvolles Eiweiß, der Käse Calcium – und die gerade eben bissfest gegarten grünen Spargel Kalium, Magnesium, Vitamine und reichlich Ballaststoffe. Und noch etwas spricht für das Stangengemüse: Spargelkonsum erhöht den körpereigenen Glutathionspiegel. Das ist ein körpereigenes Antioxidans, das die Gefäße schützt und Krankheiten wie etwas Alzheimer vorbeugen kann.

Zutaten:

1200 g Spargel, grün

2 EL Sonnenblumenöl

1 EL Walnussöl

150 g getrockneter Rinderschinken (z.B. Bresola), in sehr feinen Scheiben

75 g Parmesankäse, grob gerieben

Pfeffer

Salz

Und so geht's:

1. Spargel schälen (beim grünen Spargel genügt es, nur das untere Drittel zu schälen), die holzigen Enden abschneiden. Die Spargelstangen schräg in Stücke schneiden.
2. Das Sonnenblumemöl erhitzen und die Stücke darin anbraten. Ca. 8 Minuten bei mittlerer Hitze braten, dabei nicht zu oft umrühren, damit die Spargelspitzen nicht ausfransen.
3. Die Spargel von der Platte nehmen, salzen, pfeffern, mit dem Walnussöl abschmecken.
4. Die Spargel auf Tellern anrichten, den Rinderschinken daran drapieren und den Parmesankäse dazugeben.

Tomaten-Hackfleisch-Suppe

4 Portionen

Kalorien pro Portion: ca. 540

Eiweiß pro Portion: ca. 61 g

Kohlenhydrate pro Portion: ca. 16 g

Fett pro Portion: ca. 22 g

Zubereitungszeit: ca. 25 Minuten

Schwierigkeit: leicht

Was ist das Besondere?

Tomaten enthalten 95% Wasser und sind mit 18 Kilokalorien auf 100g sehr kalorienarm, bringen jedoch jede Menge Vitamine und Mineralstoffe mit. Allen voran das Antioxidans Lycopin. Lycopin neutralisiert im menschlichen Körper freie Radikale. Diese freien Radikale entstehen vor allem durch UV-Licht und werden mit Alterungserscheinungen, Herz-Kreislauf-Erkrankungen und Krebs in Verbindung gebracht. Lycopin ist ein sehr starker pflanzlicher Wirkstoff und kann, reichlich gegessen, sogar einen Schutz auf der Haut erzeugen, der dem einer Sonnencreme mit niedrigem Lichtschutzfaktor entspricht.

Zutaten:

2 rote Zwiebeln

1 Knoblauchzehe

1 EL Öl

500 g Rinderhackfleisch

200 g Möhren

Salz

750 ml Tomatensaft

Chilipulver

Paprikapulver (edelsüß)

100 ml Sojasahne oder Kochcreme

300 ml Gemüsebrühe

Und so geht's:

1. Die Zwiebeln und Knoblauchzehen schälen und fein hacken. Zusammen mit dem Hackfleisch im Öl anbraten.

2. Die Möhren fein reiben und zugeben. Mit Tomatensaft, Sojasahne bzw. Kochcreme und Gemüsebrühe ablöschen. Mit wenig Salz, Chilipulver und Paprikapulver abschmecken, ca. 15 Minuten kochen lassen.

Tipp:

Die Suppe schmeckt am nächsten Tag noch besser.

Asiatische Cocossuppe

4 Portionen

Kalorien pro Portion: ca. 430

Eiweiß pro Portion: ca. 35 g

Fett pro Portion: ca. 15 g

Kohlenhydrate pro Portion: ca. 10 g

Zubereitungszeit: ca. 25 Minuten

Schwierigkeit: leicht

Was ist das Besondere?

Ein bunter Gemüsemix liefert wertvolle Vitamine und Mineralstoffe. Greifen Sie bei Gemüse ruhig zu Tiefkühlprodukten. Studien zeigen immer wieder, dass sie eine höhere Vitamindichte haben als Gemüse, das einige Tage transportiert und gelagert wurde. In Kombination mit dem eiweißreichen Hähnchen und der Kokosmilch sättigt die Suppe langanhaltend.

Zutaten:

2 Zwiebeln

1 Knoblauchzehe

500 g Hähnchenbrustfilet

1 EL Öl

300 g Zucchini

1 Paprikaschote

400 g Asia-Gemüsemix, ungewürzt (TK)

200 ml Kondensmilch (4% Fett)

300 ml Kokosmilch

125 ml Hühnerbrühe

Ca. 1 TL rote Currypaste

Salz

Und so geht's:

1. Zwiebeln und Knoblauch schälen, fein hacken. Paprika und Zucchini putzen und würfeln. Hähnchenbrustfilet in Streifen schneiden.

2. Zunächst die Zwiebeln zusammen mit dem Hähnchen in wenig Öl anbraten. Aus der Pfanne nehmen. Paprika scharf anbraten, Zucchini dazugeben.

3. Anschließend das Asia-Gemüse (muss vorher nicht auftauen) hinzugeben und warm werden lassen. Hähnchen wieder in die Pfanne geben, mit Brühe, Kondensmilch und Kokosmilch ablöschen und aufkochen lassen. Mit Salz und der roten Curry-Paste abschmecken (vorsichtig dosieren – die Paste ist sehr scharf). Ca. 3 bis 5 Minuten einkochen lassen und servieren.

Gefüllte Zucchinischiffe

4 Portionen

Kalorien pro Portion: ca. 550

Eiweiß pro Portion: ca. 60 g

Kohlenhydrate pro Portion: ca. 19 g

Fett pro Portion: ca. 22 g

Zubereitungszeit: ca. 55 Minuten (davon 40 Min. Backzeit)

Schwierigkeit: leicht

Was ist das Besondere?

Zucchini sind extrem kalorienarm, aber reich an sekundären Pflanzenstoffen. Die Zucchini enthält zwar rechnerisch betrachtet einige Kohlenhydrate – doch bei genauerem Hinsehen sind diese für den Menschen weitgehend unverdaulich. Es handelt sich vielmehr um wertvolle Ballaststoffe. Diese sättigen lange und helfen sogar, einigen Krebsarten vorzubeugen. Zudem helfen Zucchini, Wassereinlagerungen vorzubeugen, indem das Kalium in den Früchten entwässert.

Zutaten:

2 große Zucchini, je ca. 400 g

1 gelbe Paprikaschote

2 rote Zwiebeln

2 Knoblauchzehen

2 EL Petersilie (frisch oder TK)

400 g Rinderhackfleisch

150 g körniger Frischkäse (13% Fett)

2 Eier

Salz

Chilipulver

4 EL geriebener Käse

200 ml Gemüsebrühe

Und so geht's:

1. Die Zucchini der Länge nach halbieren und mit einem Teelöffel das Fruchtfleisch herauskratzen, so dass ein gut 1 cm dicker Rand stehen bleibt. Das Fruchtfleisch kleinschneiden.

2. Paprikaschote waschen, entkernen und würfeln. Zwiebeln und Knoblauchzehen schälen und hacken. Zwiebel- und Knoblauchwürfel, Paprikawürfel, Zucchinistücke und Petersilie mit Hackfleisch, Eiern, Frischkäse, Salz sowie Chilipulver mischen.

3. Die Hackmasse in die ausgekratzten Zucchinihälften füllen. Diese dicht an dicht in eine Auflaufform legen und mit dem Käse bestreuen. Die Gemüsebrühe und den Weißwein angießen und bei 200°C ca. 40 Minuten im Ofen garen.

Paprika-Rahm-Pfanne mit Kürbis

4 Portionen

Kalorien pro Portion: ca. 440

Eiweiß pro Portion: ca. 35 g

Fett pro Portion: ca. 16 g

Zubereitungszeit: ca. 30 Minuten

Schwierigkeit: leicht

Was ist das Besondere?

Die cremige Soße ist lecker und macht lange satt. Der Kürbis trägt ebenfalls dazu bei: Er enthält wenige Kalorien, aber viele Vitamine, z.B. A, B1, B2, B6, C und E, Folsäure zudem Mineralstoffe wie Natrium, Kalium, Calcium, Phosphor, Magnesium, Eisen und Zink. Aufgrund des hohen Kaliumgehaltes wirkt Kürbis mild entwässernd und regt die Verdauung an.

Zutaten:

2 rote Zwiebeln

1 Knoblauchzehe

600 g Putengeschnetzeltes

2 EL Öl

290 ml Sojasahne oder Kochcreme

190 ml Wasser

2 EL Worcestersauce

2 EL Tomatenmark

2 rote Paprikaschoten

750 g Kürbisfleisch (z.B. Hokkaido oder Butternut)

Chilipulver

Salz

2 EL Petersilie (frisch oder TK)

Und so geht's:

1. Den Kürbis waschen, halbieren und die Kerne auskratzen. Den Kürbis abwiegen und die Schale mit einer Gabel einstechen. In einem Topf mit wenig Wasser zum kochen bringen und bei milder Hitze ca. 15 Minuten köcheln lassen.

2. In der Zwischenzeit Zwiebeln und Knoblauch schälen, fein hacken. Die Paprikaschoten putzen und würfeln. Zunächst Zwiebelwürfel und Knoblauch zusammen mit dem Putengeschnetzelten in wenig Öl anbraten. Dann die Paprikawürfel dazugeben und mit der Sojasahne oder Kochcreme und Wasser ablöschen. Tomatenmark und Worcestersauce einrühren, mit Salz und Chili kräftig abschmecken und einkochen lassen.

3. Den Kürbis abgießen und in mundgerechte Würfel schneiden. Diese zu dem Geschnetzelten in die Pfanne geben und gemeinsam 3 bis 5 Minuten weiterköcheln lassen, bis der Kürbis die gewünschte Konsistenz hat. Mit Petersilie bestreuen und servieren.

Gefüllte Auberginen

4 Portionen

Kalorien pro Portion: ca. 510

Eiweiß pro Portion: ca. 60 g

Kohlenhydrate pro Portion: ca. 15 g

Fett pro Portion: ca. 24 g

Zubereitungszeit: ca. 55 Minuten (davon 40 Min. Backzeit)

Schwierigkeit: leicht

Was ist das Besondere?

Calcium und Eisen in der Aubergine sind eine hervorragende Kombination, die der Körper bestens verwerten kann. Kalium, Kupfer, Jod, Magnesium, viele Vitamine, Phosphor und Selen runden das lilafarbene Kraftpaket ab. Zudem wirken Auberginen harntreibend und entwässernd. In der Schale stecken wertvolle Pflanzenstoffe, die die Zellen vor oxidativem Stress schützen.

Zutaten:

4 Auberginen, je ca. 250 g

200 g Frühlingszwiebeln

2 EL Petersilie (frisch oder TK)

400 g Rinderhackfleisch

250 g körniger Frischkäse (13 % Fett)

2 EL Tomatenmark

2 Eier

Salz

Pfeffer

6 EL geriebener Käse

75 ml Rotwein

200 ml Hühnerbrühe

Und so geht's:

1. Den Strunk der Auberginen entfernen, die Auberginen der Länge nach halbieren und mit einem Teelöffel das Fruchtfleisch herauskratzen und kleinschneiden.

2. Die Frühlingszwiebeln in Ringe schneiden, mit den Auberginenstücken und Petersilie, Hackfleisch, Eiern, Frischkäse, Salz und Pfeffer sowie 2 EL geriebenem Käse mischen.

3. Die Hackmasse in die ausgekratzten Auberginenhälften füllen. Diese dicht an dicht in eine Auflaufform legen und mit dem restlichen Käse bestreuen. Die Brühe und den Wein angießen und bei 200°C ca. 40 Minuten im Ofen garen.

Lamm-Tandoori mit Kichererbsen

4 Portionen

Kalorien pro Portion: ca. 595

Eiweiß pro Portion: ca. 60 g

Fett pro Portion: ca. 29 g

Kohlenhydrate pro Portion: ca. 34 g

Zubereitungszeit: ca. 25 Minuten

Schwierigkeit: leicht

Was ist das Besondere?

Kichererbsen enthalten wenige Kohlenhydrate aber viele Proteine, die lange sättigen und sogar beim Muskelaufbau helfen können. Kichererbsen sind zudem besonders reich an Ballaststoffen, die sogar vor Krebs schützen. In Kombination mit der wertvollen Paprika, die das Immunsystem pusht und Zwiebeln und Tandoori-Gewürzen, die antibakteriell wirken, ist dieses Gericht ein wahres Fitness-Essen.

Zutaten:

1 EL Tandoori-Gewürzmischung

400 g Filet vom Lammrücken

2 rote Zwiebeln

1 gelbe Paprikaschote (ca. 200 g)

1 Pfirsich (frisch)

1 EL Öl

100 ml Hühnerbrühe

150 ml Kokosmilch

50 ml Kondensmilch (4% Fett)

450 g Kichererbsen (aus der Dose)

Salz

Chilipulver

Und so geht's:

1. Das Lamm in Streifen schneiden und mit dem Tandoori-Gewürz mischen. Einige Minuten ziehen lassen.

2. In der Zwischenzeit die Zwiebel halbieren und die Hälften in Ringe schneiden. Den Pfirsich entkernen. In Würfel schneiden. Die Paprika ebenfalls würfeln.

3. Das Lamm im Öl scharf anbraten. Aus der Pfanne nehmen und Zwiebel und Paprika anbraten. Kokosmilch, Kondensmilch und Brühe angießen, Kichererbsen zugeben. Etwa 3 Minuten einkochen lassen, dann das Fleisch und die Pfirsichwürfel dazugeben. Mit Salz und Chilipulver abschmecken und servieren.

Hähnchen-Curry-Pfanne

4 Portionen

Kalorien pro Portion: ca. 550

Eiweiß pro Portion: ca. 56 g

Fett pro Portion: ca. 26 g

Kohlenhydrate pro Portion: ca. 34 g

Zubereitungszeit: ca. 25 Minuten

Schwierigkeit: leicht

Was ist das Besondere?

Der Mix aus bunten Gemüsesorten liefert wertvolle Vitamine und Mineralstoffe. In Kombination mit dem eiweißreichen Hähnchen und der Kokosmilch sättigt die Suppe langanhaltend. Greifen Sie beim Curry- und Chilipulver ruhig kräftig zu: Beide enthalten antibakterielle Stoffe, regen die Verdauung und den Stoffwechsel an, heizen dem Körper kräftig ein und sorgen dafür, dass Sie auch lange nach dem Essen noch verstärkt Kalorien verbrennen.

Zutaten:

1 EL Currypulver

400 g Hähnchenbrustfilet

1 EL Sojasoße

2 rote Zwiebeln

100 g Ananas (frisch oder aus der Dose)

1 Paprikaschote (ca. 200 g)

300 g Blumenkohl (frisch oder TK)

200 g Zuckerschoten

1 EL Öl

100 ml Hühnerbrühe

125 ml Kokosmilch

75 ml Kondensmilch (4% Fett)

Salz

Chilipulver

Und so geht's:

1. Das Fleisch in Streifen schneiden und mit dem Currypulver und der Sojasoße mischen. Einige Minuten marinieren lassen.

2. In der Zwischenzeit die Zwiebel halbieren und die Hälften in Ringe schneiden. Die Ananas schälen bzw. Dosenananas abtropfen lassen. In Würfel schneiden. Die Paprika ebenfalls würfeln. Blumenkohl putzen bzw. auftauen lassen und in mundgerechte Stücke schneiden. Von den Zuckerschoten die Fäden abziehen und in Stücke schneiden.

3. Das Fleisch im Öl scharf anbraten. Aus der Pfanne nehmen und Zwiebel und Paprika anbraten. Kokosmilch, Kondensmilch und Brühe angießen, Blumenkohl zugeben. Etwa 5 Minuten einkochen lassen, dann das Fleisch, Zuckerschoten und Ananas hinzugeben und weitere 2 bis 3 Minuten kochen.

4. Mit Salz und Chilipulver abschmecken und servieren.

Gefüllte Tomaten

4 Portionen

Kalorien pro Portion: ca. 540

Eiweiß pro Portion: ca. 61 g

Kohlenhydrate pro Portion: ca. 16 g

Fett pro Portion: ca. 22 g

Zubereitungszeit: ca. 55 Minuten (davon 40 Min. Backzeit)

Schwierigkeit: leicht

Was ist das Besondere?

Tomaten sind lecker und bekömmlich. Sie enthalten unter anderem den Stoff Lycopin, der Krebs vorbeugen soll, sowie einige andere wertvolle sekundäre Pflanzenstoffe. Aber auch sonst ist die rote Frucht ein Kraftpaket. Sie ist reich an vielen Mineralien und Provitamin A, Vitamin-B-Komplex, Vitamin C und E. Die Tomate sollte daher oftmals auf dem Speiseplan stehen.

<u>Zutaten:</u>

1000 g Tomaten, möglichst groß

2 Zwiebeln

1 Knoblauchzehe

1 EL Öl

1 Stängel Thymian

500 g Rinderhackfleisch

Salz

Chilipulver

Paprikapulver (edelsüß)

125 ml Sojasahne oder Kochcreme

175 ml Gemüsebrühe

3 EL geriebener Käse

Und so geht's:

1. Von den Tomaten einen Deckel abschneiden, diesen fein würfeln. Die Tomaten aushöhlen, die Kerne und Flüssigkeit auffangen, den festen Strunk im Inneren wegwerfen.

2. Die Zwiebeln und die Knoblauch schälen und hacken, die Thymianblättchen vom Stiel zupfen. Zusammen mit dem Hackfleisch im Öl anbraten, mit Sojasahne oder Kochcreme und Gemüsebrühe ablöschen.

3. Mit Salz, Chilipulver und Paprika abschmecken, die Tomatenkerne und –stücke hinzugeben und ca. 10 Minuten im offenen Topf einkochen lassen.

4. Die Tomaten in eine Auflaufform setzen, die Hackfleischsoße hinein füllen. Mit Käse bestreuen und bei 200°C ca. 35 Minuten im Ofen garen.

Rührei mit Champignons und Tomatensalat

4 Portionen
Kalorien pro Portion: ca. 500
Eiweiß pro Portion: ca. 20 g
Fett pro Portion: ca. 35 g
Kohlenhydrate pro Portion: ca. 5 g
Zubereitungszeit: ca. 20 Minuten
Schwierigkeit: leicht

Was ist das Besondere?

Champignons bestehen zu über 90% aus Wasser, das macht sie so kalorienarm. Aufgrund ihrer Ballaststoffe machen sie trotzdem lange satt. Sie enthalten den Wirkstoff Tyrosinase, dadurch haben sie sogar eine blutdrucksenkende Wirkung. Beachtlich ist auch der Kupfergehalt des beliebten Speisepilzes. Mit einer Portion dieses Gerichts decken Sie über die Hälfte Ihres täglichen Bedarfs an diesem Spurenelement. Und: Champignons liefern Provitamin D, das im Körper zum Vitamin D umgewandelt wird. Das ist z.B. für die Speicherung von Calcium und Phosphor im Gewebe und für stabile Knochen wichtig. Falls Sie sich um die Belastung der Pilze mit Schwermetallen oder um strahlenbelastete Pilze sorgen, kaufen Sie Champignons im Supermarkt. Diese Pilze wachsen auf einem Substrat ohne Erde und sind daher unbelastet.

Zutaten:

400 g Champignons (frisch)

8 Frühlingszwiebeln

100 g Bacon

8 Eier

8 EL Mineralwasser

Salz

Pfeffer

750 g Cocktailtomaten

3 EL Balsamico-Essig

2 EL Olivenöl

Und so geht's:

1. Die Champignons putzen, vierteln. Die Frühlingszwiebeln in Ringe schneiden. Den Bacon in Streifen schneiden. Die Tomaten vierteln.

2. Den Bacon auslassen und knusprig braten. Die Champignons zugeben. 3 Minuten kräftig anbraten, dann ¾ der Frühlingszwiebeln einrühren und mitbraten. Salzen und pfeffern.

3. Die Eier mit Mineralwasser, Salz und Pfeffer verrühren und angießen. Stocken lassen und dann umrühren. Ca. 3 Minuten zu einem gleichmäßigen Rührei braten.

4. Die Tomaten mit den restlichen Frühlingszwiebeln, Salz, Pfeffer, Balsamico-Essig und Olivenöl mischen und dazu servieren.

Chili con Carne von der Pute

4 Portionen

Kalorien pro Portion: ca. 450

Eiweiß pro Portion: ca. 52 g

Fett pro Portion: ca. 23 g

Kohlenhydrate pro Portion: ca. 32 g

Zubereitungszeit: ca. 25 Minuten

Schwierigkeit: leicht

Was ist das Besondere?

Putenfleisch ist eiweißreich und besonders fettarm, aber reich an Vitamin B6, B12, und Mineralien, z.B. Kalium, Magnesium, Zink und Eisen. Achten Sie unbedingt auf Bio-Fleisch, denn in der Bio-Mast wird wenig bis kein Antibiotikum eingesetzt.

Tomaten bringen jede Menge Vitamine und Mineralstoffe sowie sekundäre Pflanzenstoffe mit, z.B. das Antioxidans Lycopin, das im menschlichen Körper freie Radikale neutralisiert. Die Wirkstoffe der Chilischoten wirken antibakteriell, regen die Verdauung und den Stoffwechsel an, heizen dem Körper kräftig ein und sorgen so dafür, dass Sie auch lange nach dem Essen noch verstärkt Kalorien verbrennen.

Zutaten:

500 g Putenhackfleisch

250 g Karotten

2 Zwiebeln

1 Knoblauchzehe

1 rote Paprikaschote (ca. 200 g)

900 g Tomaten aus der Dose, stückig

100 ml Gemüsebrühe

1 Prise Kümmel

1 bis 3 Chilischoten (je nach Geschmack) oder Chilipulver

340 g Kidneybohnen aus der Dose

Salz

2 EL Petersilie (frisch oder TK)

1 EL Koriandergrün (frisch oder TK)

Und so geht's:

1. Zwiebeln und Paprikaschote in Würfel schneiden, Knoblauchzehe fein hacken. Gemeinsam mit dem Fleisch im Öl anbraten.

2. Die Karotte reiben und unterrühren, mit den Dosentomaten und der Brühe ablöschen.

3. Die Chilischote fein hacken bzw. Chilipulver verwenden und unterrühren, ebenso den Kümmel dazugeben. Die Kidneybohnen einrühren und aufkochen lassen, mit Salz abschmecken. Vor dem Servieren die Petersilie einrühren.

Tipp: Am Vortag zubereiten und einen Tag durchziehen lassen – dann schmeckt das Chili con Carne noch besser!

Gefüllte Paprikaschoten

4 Portionen

Kalorien pro Portion: ca. 560

Eiweiß pro Portion: ca. 65 g

Fett pro Portion: ca. 20 g

Kohlenhydrate pro Portion: ca. 18 g

Zubereitungszeit: ca. 65 Minuten (davon 50 Min. Backzeit)

Schwierigkeit: leicht

Was ist das Besondere?

Paprika ist einer der besten Vitamin C-Lieferanten. Das Gemüse sorgt aufgrund der Bitterstoffe – besonders in der grünen Schote – für eine gute Verdauung und regt den Stoffwechsel an. Der Frischkäse in der Füllung liefert Extra-Calcium bei wenigen Kalorien. Das Gewürz Thymian und der Knoblauch schmecken nicht nur gut, sie wirken auch antibakteriell.

Zutaten:

5 Paprikaschoten

3 rote Zwiebeln

2 Knoblauchzehen

2 Zweige Thymian

350 g Rinderhackfleisch

180 g körniger Frischkäse (13% Fett)

2 Eier

Salz

Pfeffer

1 TL Paprikapulver (edelsüß)

75 ml Weißwein

250 ml Rinderbrühe

Und so geht's:

1. Die Paprikaschoten waschen, Deckel abschneiden und die Schoten entkernen. Eine Schote fein würfeln.

2. Zwiebeln und Knoblauchzehen schälen und fein würfeln, Thymianblättchen vom Stängel streifen und hacken. Die Zwiebel- und Knoblauchwürfel, die Paprikawürfel und Thymianblätter mit dem Hackfleisch, den Eiern, dem Frischkäse, Salz und Pfeffer sowie Paprikapulver mischen und gut durchkneten.

3. Die Hackmasse in die Schoten füllen. Die Deckel der Paprikaschoten daraufsetzen und die Schoten dicht an dicht in eine Auflaufform geben. Die Brühe und den Weißwein angießen und bei 200°C ca. 50 Minuten im Ofen garen.

Geschnetzeltes „Zürcher Art“ auf Schaum-Omelett-Streifen

4 Portionen

Kalorien pro Portion: ca. 650

Eiweiß pro Portion: ca. 38 g

Fett pro Portion: ca. 18 g

Kohlenhydrate pro Portion: ca. 17 g

Zubereitungszeit: ca. 30 Minuten

Schwierigkeit: mittel

Was ist das Besondere?

Champignons geben dem Gericht eine leckere Note. Die Pilze dienen auch als natürliche Geschmacksverstärker und haben nur rund 21 Kalorien auf 100 g. Dabei ist es völlig gleichgültig, ob Sie weiße oder braune Champignons vorziehen. Die Pilze enthalten u.a. „Beauty-Vitamin“ Biotin, Eisen, Kalium, Phosphor, die Vitamine B, C, D und E, daher gelten Sie u.a. als Schönmacher und Nervennahrung.

Viele Kräuter im Geschnetzelten und im Omelett sorgen für Extra-Power.

Zutaten:

2 Zwiebeln

600 g Schweinegeschnetzeltes, mager

1 EL Öl

125 ml Weißwein

225 ml Sojasahne oder Kochcreme

500 g Champignons (frisch oder TK)

2 EL Worcestersauce

2 TL gekörnte Brühe (Pulver)

2 EL Peterlilie (frisch oder TK)

Pfeffer

Salz

6 Eier

6 EL kaltes Wasser

3 EL Schnittlauchröllchen (frisch oder TK)

Und so geht's:

1. Die Pilze putzen oder auftauen und abtropfen lassen. Wenn nötig in Stücke schneiden.

2. Zwiebel schälen, fein hacken, zusammen mit dem Fleisch in wenig Öl anbraten. Champignons, Sojasahne oder Kochcreme sowie Weißwein dazugeben. Mit Salz und Pfeffer, gekörnter Brühe und Worcestersauce abschmecken und ein wenig einkochen lassen.

3. In der Zwischenzeit die Omeletts zubereiten: Die Eier trennen und das Eiweiß zusammen mit dem kalten Wasser steif schlagen. Dabei etwas Salz einrieseln lassen. Die Eigelbe und die

Schnittlauchröllchen unterziehen und sofort in einer Pfanne mit wenig Öl portionsweise zu Omeletts backen. Die Pfanne dabei abdecken und nur bei mittlerer Hitze arbeiten, damit das Ei gleichmäßig gart. Jedes Omelette aufrollen und in Streifen schneiden. Auf einem Teller anrichten.

4. Das Geschnetzelte mit Petersilie bestreuen und gemeinsam mit den Omelette-Streifen servieren.

Tipp:

Dazu passt z.B. ein frischer Salat.

Rindersteaks mit Rotweinsoße und Romanesco

4 Portionen
Kalorien pro Portion: ca. 440
Eiweiß pro Portion: ca. 39 g
Fett pro Portion: ca. 16 g
Kohlenhydrate pro Portion: ca. 11 g
Zubereitungszeit: ca. 55 Minuten
Schwierigkeit: leicht

Was ist das Besondere?

Rindfleisch liefert viel Eisen. Gerade Menschen, die zu Eisenmangel neigen, können davon profitieren.
Romanesco (auch Minarettkohl genannt) enthält viel Vitamin C, was dem Körper die Eisenaufnahme noch zusätzlich erleichtert.
In der Soße geben Rotwein, Schokolade und Tomaten ihr Bestes: Die sekundären Pflanzenstoffe (Flavonoide) wirken antioxidativ, sie schützen dadurch Herz und Gefäße. Thymian enthält Bitterstoffe, die u.a. die Verdauung anregen. Die intensiven Aromen von Wein, Schokolade und Zimt sowie besonders der Stoff Tryptophan in der Schokolade wirken stimmungsaufhellend.

Zutaten:

1 Zwiebel

3 EL Öl

2 EL Tomatenmark

250 ml Rotwein

1 Prise Zimt

2 bis 3 Stückchen Zartbitterschokolade, mind. 80% Kakaogehalt

1 Zweig Thymian oder Oregano

220 ml Rinderbrühe

4 Rindersteaks (á ca. 200 g): Rumpsteak oder aus dem Entrecote

Salz

Pfeffer

500 g Romanesco (frisch oder TK)

2 kleine rote Zwiebeln

Muskatnuss

125 ml Gemüsebrühe

Und so geht's:

1. Die Zwiebel schälen und in feine Würfel schneiden. In 1 EL Öl glasig dünsten. Das Tomatenmark zufügen und anbraten.

2. Mit dem Rotwein ablöschen, Zimt und Schokolade sowie den Thymianzweig zugeben und einkochen lassen. Nach und nach die Brühe hinzugeben und ca. 45 Minuten einkochen lassen. Vor dem Servieren den Thymianzweig wieder herausfischen!

3. In der Zwischenzeit den Romanesco putzen bzw. auftauen lassen. Die roten Zwiebeln schälen und fein würfeln. Zusammen in 1 EL Öl

anbraten, salzen und pfeffern und nach Geschmack mit ein wenig Muskat verfeinern. Gemüsebrühe angießen und bei geschlossenem Deckel und milder Hitze ca. 7 bis 10 Minuten in der Pfanne garen.

4. Die Rindersteaks in einer Pfanne in 1 EL Öl von beiden Seiten ca. 2 bis 3 Minuten anbraten (ein gut 3 cm dickes Steak ist dann medium – wer es lieber durchgebraten mag oder wenn das Fleisch dicker ist, besser 3 bis 4 Minuten ja Seite braten).

5. Das Fleisch sofort auf einen angewärmten Teller geben, mit dem Romanesco und der Soße servieren.

Tipp:

Dazu passen z.B. Spätzle aus Kichererbsenmehl

Hirschgulasch

4 Portionen

Kalorien pro Portion: ca. 480

Eiweiß pro Portion: ca. 38 g

Fett pro Portion: ca. 18 g

Kohlenhydrate pro Portion: ca. 13 g

Zubereitungszeit: ca. 60 Minuten + Wartezeit über Nacht

Schwierigkeit: mittel

Was ist das Besondere?

Hirsch hat wenig Fett, liefert aber viel Eisen. Kaufen Sie Wild aus heimischen Wäldern oder z.B. Neuseelandhirsch. Da Wild i.d.R. nicht gezielt gemästet wird, viel Bewegung und natürliche Lebensbedingungen hat, können Sie ziemlich sicher sein, hochwertiges Fleisch, frei von Antibiotika- und anderen Medikamentenresten zu erhalten.

Durch die Marinade wird das Fleisch extra zart. Die Zubereitung ist zwar etwas aufwändiger, lohnt sich aber: Sie können z.B. einfach die doppelte Portion kochen und die Hälfte portionsweise einfrieren.

Zutaten:

2 Zwiebeln

2 Knoblauchzehen

6 schwarze Pfefferkörner

¼ Teelöffel Zimt

1 Messerspitze Kardamom

2 Lorbeerblätter

200 ml Rotwein

2 EL Öl

1 kg Hirschgulasch

Salz

Pfeffer

2 EL Tomatenmark

600 ml Wildfond (Glas)

30 g Bitterschokolade, Kakaogehalt mind. 75%

400 g Möhren

400 g Champignons

1 Zweig Thymian

400 g Rosenkohl (frisch oder TK)

2 Schalotten

Muskatnuss

120 ml Gemüsebrühe

3 EL Petersilie (frisch oder TK)

Und so geht's:

1. Die Zwiebeln und den Knoblauch schälen und in feine Scheiben schneiden. Den Pfeffer grob zerstoßen. Zwiebeln, Knoblauch,

Pfeffer, Zimt, Kardamom, Lorbeerblätter und Wein zu einer Marinade verrühren.

2. Den Hirschgulasch in einem Sieb mit kaltem Wasser abspülen und etwas trockentupfen (am besten mit Küchenpapier). In die Marinade legen und gut umrühren. Im Kühlschrank über Nacht marinieren.

3. Fleisch aus der Marinade nehmen, abtropfen lassen, die Marinade auffangen. Das Fleisch in 1 EL Öl scharf anbraten. Tomatenmark, Salz, Pfeffer zugeben. Das Tomatenmark darf ruhig etwas bräunen.

4. Die Marinade durch ein Sieb gießen und dem Fleisch wieder zufügen. Den Wildfond angießen und die Schokolade zugeben. Zudecken und bei milder Hitze ca. 45 Minuten sanft köcheln lassen.

5. Die die Möhren schälen und in mundgerechte, nicht zu kleine Stücke schneiden. Zum Hirschgulasch geben und weitere 30 Minuten zugedeckt schmoren lassen.

6. Die Champignons putzen und kleinschneiden, die Thymianblättchen vom Stängel zupfen, beides dazugeben und etwa 15 Minuten weiter schmoren. Ggf. etwas Fonds oder Gemüsebrühe nachgießen.

7. Rosenkohl putzen bzw. auftauen lassen, Schalotten schälen und würfeln. Zusammen in 1 EL Öl anbraten, salzen und pfeffern und nach Geschmack mit ein wenig Muskat verfeinern. Gemüsebrühe angießen und bei geschlossenem Deckel und milder Hitze ca. 8 Minuten in der Pfanne garen. Petersilie hacken, unter den Gulasch rühren. Zusammen mit dem Rosenkohl servieren.

Tipp: Dazu passen z.B. Spätzle aus Kichererbsenmehl

III. Fischgerichte

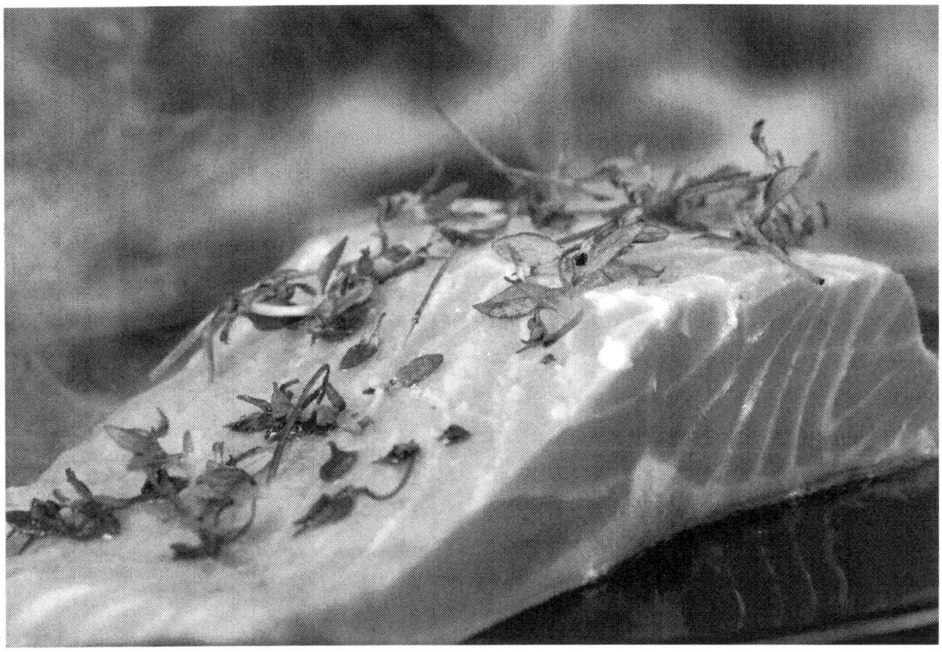

Saiblingröllchen auf Gurken

4 Portionen

Kalorien pro Portion: ca. 388

Eiweiß pro Portion: ca. 62 g

Fett pro Portion: ca. 11 g

Kohlenhydrate pro Portion: ca. 7 g

Zubereitungszeit: ca. 30 Minuten

Schwierigkeit: leicht

Was ist das Besondere?

Saibling zählt zu den Lachsfischen. Das sieht man auch: Er hat ein appetitlich rosafarbenes Fleisch. Der Saibling hat etwas Fett, aber das sollte Sie nicht davon abhalten, diesen Fisch auf die Speisekarte zu setzen. Die Fettzusammensetzung ist nämlich sehr vorteilhaft: ca. 70 % sind mehrfach ungesättigte Fettsäuren. Hinzu kommen Mineralstoffe, z.B. Phosphor, Eisen, B-Vitaminen und Vitamin A.

Zutaten:

2 kleine rote Zwiebeln

1 ½ Salatgurken

650 g Saibling-Filet ohne Haut

1 EL Senf, körnig

Einige Stiele Kerbel

1 EL Petersilie

125 ml Gemüsebrühe

50 ml Weißwein

1 EL Schmand

¼ TL Johannisbrotkernmehl

Salz

Pfeffer

Und so geht's:

1. Petersilie und Kerbel hacken. Die Zwiebeln in Ringe schneiden, die Gurken schälen, halbieren und die Kerne mit einem Teelöffel herauskratzen. In gut 1 cm dicke, halbmondförmige Scheiben schneiden.

2. Die Saiblingfilets auf einer Seite mit etwas Senf bestreichen. Salzen, pfeffern und mit dem gehackten Kerbel und Petersilie bestreuen. Die Filets der Länge aufrollen und mit Zahnstochern befestigen.

3. Eine Auflaufform mit Gurken, Zwiebeltreifen und den Saiblingröllchen füllen. Gemüsebrühe und Weißwein erhitzen und dazu gießen. Mit Alufolie abdecken und im Ofen bei 180°C 13 bis 15 Minuten garen.

4. Die Alufolie entfernen, Fisch und Gemüse auf Tellern anrichten. Schmand zuerst mit dem Johannisbrotkernmehl verrühren, dann in den Sud rühren. Mit etwas frischem Kerbel bestreut servieren.

Mediterraner Lachs im Pergamentpäckchen

4 Portionen
Kalorien pro Portion: ca. 320
Eiweiß pro Portion: ca. 30 g
Fett pro Portion: ca. 20 g
Kohlenhydrate pro Portion: ca. 2 g
Zubereitungszeit: ca. 20 Minuten
Schwierigkeit: leicht

Was ist das Besondere?

Lachs enthält große Mengen an Vitamine D – und das fehlt oft gerade im Winter aufgrund mangelnder Sonneneinstrahlung. Unser Körper benötigt es jedoch für viele Regulierungsvorgänge. Ein niedriger Vitamin D-Spiegel wird sogar mit der Entstehung von Krebs in Verbindung gebracht. Das Fleisch des Lachses liefert zudem die Aminosäuren Tryptophan und Tyrosin – Vorstufen des Gute-Laune-Hormons Serotonin. Gönnen Sie sich also gerade im Winter öfters eine Extra-Portion Lachs!

Zutaten:

2 Romana-Salat
2 Limetten
500 g Cocktailtomaten

2 EL Olivenöl

600 g Lachsfilet ohne Haut

4 Stiele Thymian

Salz

Pfeffer

Und so geht's:

1. Die Cocktailtomaten waschen und jeweils mit einer Gabel einmal anpieksen. Den Salat putzen, die äußeren Blätter ggf. entfernen. Längs vierteln. Die Limetten in dünne Scheiben schneiden. 4 Stück Backpapier-Zuschnitte bereitlegen oder Backpapierbogen zu 4 Stücken mit einer Größe von je ca. 40 x 40 cm zuschneiden.

2. Je 2 Salat-Viertel und ¼ der Cocktailtomaten auf ein Stück Backpapier legen. Mit Salz, Pfeffer und einigen Tropfen Olivenöl würzen. Je 1 Stück Lachsfilet darauflegen und auch dieses salzen und pfeffern. Mit den Limettenscheiben belegen. Jeweils einen Thymianzweig auflegen.

3. Das Backpapier über den Lachs klappen, an zwei Seiten verschließen, so dass eine bonbonartige Optik entsteht. Ggf. mit Küchengarn verschließen oder ein paar Mal eindrehen und z.B. mit metallenen Büroklammern zusammenhalten.

4. Im Ofen bei 200°C ca. 13 bis 15 Minuten garen und im geschlossenen Päckchen servieren.
   Vorsicht beim Öffnen: Heißer Dampf!

Rote Fischcurry-Suppe

4 Portionen

Kalorien pro Portion: ca. 260

Eiweiß pro Portion: ca. 25 g

Fett pro Portion: ca. 13 g

Kohlenhydrate pro Portion: ca. 9 g

Zubereitungszeit: ca. 25 Minuten

Schwierigkeit: leicht

Was ist das Besondere?

Fisch enthält wertvolle Omega-3-Fettsäuren und sollte daher regelmäßig auf den Tisch kommen – das weiß jedes Kind. In Kombination mit viel Gemüse, so wie hier, wird daraus eine wertvolle Mahlzeit voller Vitamine und Mineralstoffe. Die Currypaste ist scharf und kurbelt den Stoffwechsel an. Sie enthält sogar bakterienhemmende Wirkstoffe. Greifen Sie zusätzlich noch zu frischen Kräutern wie Koriander (oder auch andere Kräuter nach Geschmack) füllt eine kräftig-scharfe, wärmende Fischsuppe Ihre Energiereserven und Vitaminspeicher. Perfekt gerade in der Erkältungszeit.

Zutaten:

400 g küchenfertiges Fischfilet nach Geschmack, z.B. Seelachs

2 Zwiebeln

1 Paprikaschote

2 Knoblauchzehen

200 g Zuckerschoten

100 g Blattspinat

3 EL gehackter Koriander

3 EL Limettensaft

2 EL Öl

200 ml Kokosmilch

300 ml Gemüsebrühe

6 EL Sojasoße

1 TL rote Currypaste

Salz

<u>Und so geht's:</u>

1. Den Fisch in ca. 2 cm große Stücke schneiden. Zwiebeln und Paprikaschote würfeln, Knoblauch hacken. Die Zuckerschoten waschen und ggf. Fäden abziehen. Spinat waschen und trockenschleudern und grob hacken. Die Limetten auspressen.

2. Das Öl in einer beschichteten Pfanne oder einem Wok erhitzen, die Fischstücke darin scharf anbraten, aus der Pfanne nehmen und zur Seite stellen.

3. Zwiebeln, Paprika und Knoblauch in die Pfanne geben, kurz anbraten. Mit Kokosmilch, Sojasauce und Gemüsebrühe auffüllen, aufkochen lassen. Spinat, Zuckerschoten und Fisch dazugeben. Kräftig salzen und mit Currypaste abschmecken. 5 Minuten kochen lassen. Limettensaft dazugeben und mit Koriandergrün bestreuen.

Dorschfilet auf Orangen

4 Portionen

Kalorien pro Portion: ca. 295

Eiweiß pro Portion: ca. 33 g

Fett pro Portion: ca. 15

Kohlenhydrate pro Portion: ca. 8 g

Zubereitungszeit: ca. 30 Minuten

Schwierigkeit: leicht

Was ist das Besondere?

Dorsch oder Kabeljau – wie heißt der Fisch denn nun? Der Dorsch kommt aus der Ostsee. Ostsee-Kabeljau bzw. Dorsch können Sie ohne Bedenken essen. Der Bestand war zwar zeitweise bedroht, hat sich aber erholt. Nordsee-Kabeljau ist jedoch überfischt und daher sollten Sie ihn meiden.

Der Fisch enthält rund 84 kcal auf 100 g und weniger als 1% Fett – damit ist er ein optimaler Schlankmacher. Er enthält Kalium, Calcium, Magnesium, Jod, Selen und Phosphor, die Vitamine A, B 1, B 2, und D und, und, und,… Sein gut verwertbares Eiweiß belastet den Körper nicht und hält lange satt. Durch die feine Säure der Orangen wird das ohnehin schon zarte Fleisch noch etwas angenehmer, fester und weißer.

Zutaten:

3 Bio-Orangen

500 g Cocktailtomaten

2 rote Zwiebeln

1 Knoblauchzehe

3 EL Öl

4 EL Orangensaft

750 g Dorschfilets (Kabeljaufilets), küchenfertig

Salz

Chiliflocken

2 EL Basilikum, gehackt

Und so geht's:

1. Die Schale einer halben Orange abreiben. Alle Orangen in dünne Scheiben schneiden und die Schale mit der weißen Haut abschneiden. Die Tomaten halbieren. Rote Zwiebeln fein würfeln, Knoblauch fein hacken.

2. Öl und Orangensaft mit der Orangenschale, dem Knoblauch und den Zwiebelwürfeln mischen und gut verrühren.

3. Den Kabeljau in 8 Stücke teilen. Zuerst die Tomaten und Orangen, dann den Fisch in eine Auflaufform schichten. Salzen und mit Chiliflocken bestreuen. Mit dem Orangen-Sud beträufeln. Im Ofen bei 200 C 15 Minuten backen. Vor dem Servieren mit Basilikum bestreuen.

Kräuterscholle mit Tomatensalat

4 Portionen

Kalorien pro Portion: ca. 510

Eiweiß pro Portion: ca. 59 g

Fett pro Portion: ca. 25 g

Kohlenhydrate pro Portion: ca. 5 g

Zubereitungszeit: ca. 25 Minuten

Schwierigkeit: leicht

Was ist das Besondere?

Fisch und Tomate sind schon gesund – aber hier werden sie noch von frischen Kräutern überboten. Basilikum wirkt antibakteriell. Es enthält entzündungshemmende Enzyme, die auch in Medikamenten enthalten sind, z.B. in Ibuprofen. Petersilie ist reich an Chlorophyll, das unter anderem die Entgiftung unterstützt und den Sauerstofftransport im Körper ankurbelt – und so die Leistungsfähigkeit steigert, Erschöpfung bekämpft und das Immunsystem auf Trab hält. Petersilie ist eine hervorragende Quelle für Vitamine, Mineralstoffe und Spurenelemente. Übrigens ist das einer der Gründe, warum das Küchenkraut in diesem Rezeptbuch so oft vorkommt. Greifen Sie ruhig oft zu frischem Grün!

Zutaten:

½ Bund Basilikum

1 Bund Petersilie

2 EL Schnittlauchröllchen

2 EL Butter

2 EL Semmelbrösel

1200 g Schollenfilet, küchenfertig, ohne Haut

5 EL Orangensaft

750 g Tomaten

2 EL Olivenöl

1 EL Balsamico-Essig

1 kleine rote Zwiebel

Salz

Pfeffer

Und so geht's:

1. Vom Basilikum einige Blättchen zur Seite legen. Das übrige Basilikum, Petersilie und Schnittlauch grob hacken. Zusammen mit Butter, Salz und Pfeffer pürieren. Die Semmelbrösel unterkneten.

2. Die Fischfilets mit Orangensaft, Salz und Pfeffer würzen. Die Kräuterpaste darauf streichen und die Filets nebeneinander in eine Auflaufform legen. Im Backofen bei 225°C ca. 15 Min. backen.

3. In der Zwischenzeit die Tomaten in Scheiben schneiden, die Zwiebel sehr fein würfeln. Mit Salz, Pfeffer, Olivenöl und Balsamico-Essig mischen. Die restlichen Basilikumblättchen grob zerrupfen und den Tomatensalat damit bestreuen.

Paprika-Fisch-Topf

4 Portionen

Kalorien pro Portion: ca. 280 g

Eiweiß pro Portion: ca. 40 g

Fett pro Portion: 7 g

Kohlenhydrate pro Portion: ca. 10 g

Zubereitungszeit: ca. 35 Minuten

Schwierigkeit: leicht

Was ist das Besondere?

Fisch und Paprika sind eine tolle Kombination. Das Eiweiß des Fisches ist leicht verdaulich, das hochdosierte Vitamin C der Paprika unterstützt den Körper dabei, dieses Eiweiß in körpereigene Zellen, z.B. Muskeln, umzuwandeln. Die Möhren liefern noch ein wenig Zellschützendes Beta Carotin und der Rotwein wertvolle Antioxidatien - und fertig ist ein wahres Power-Gericht!

Zutaten:

5 Paprikaschoten

220 g Möhren

250 g Zwiebeln

2 Knoblauchzehen

2 EL Öl

1 TL Kümmel

4 EL Paprikapulver, edelsüß

750 ml Gemüsebrühe

200 ml Rotwein

1200 g Zanderfilet

1 EL Johannisbrotkernmehl

Salz

Pfeffer

Und so geht's:

1. Die Paprikaschoten halbieren, entkernen und in Streifen schneiden. Die Möhren schälen und in feine Scheiben schneiden. Die Zwiebeln in halbe Ringe schneiden, Knoblauchzehe fein hacken.

2. Das Gemüse und den Kümmel im Öl andünsten. Mit Paprikapulver verrühren und leicht anrösten. Gemüsebrühe und Wein zugießen. Mit Deckel bei mittlerer Hitze ca. 10 Min. köcheln. Mit Salz und Pfeffer würzen und mit Johannisbrotkernmehl abbinden.

3. Die Fischfilets in mundgerechte Happen schneiden, salzen, pfeffern. Zum Gemüse geben, zugedeckt bei milder Hitze 5 Min. mitgaren.

Fenchelgemüse mit Lachs

4 Portionen

Kalorien pro Portion: ca. 440

Eiweiß pro Portion: ca. 48 g

Fett pro Portion: ca. 25 g

Kohlenhydrate pro Portion: ca. 25 g

Zubereitungszeit: ca. 50 Minuten

Schwierigkeit: leicht

Was ist das Besondere?

Die ätherischen Öle, die Fenchel und Meerrettich so unverwechselbar machen regen die Durchblutung an, fördern die Verdauung und haben einen bakterien- und virenhemmenden Effekt. Das Anethol im Fenchel löst Krämpfe in der Muskulatur – daher kommt die bekannte lindernde Wirkung bei Magenbeschwerden. Wer sich gar nicht mit Fenchel anfreunden kann, ersetzt ihn in diesem Rezept einfach durch Staudensellerie.

Zutaten:

1 Bio-Limette

600 g Lachssteak

1000 g Fenchel (frische Knollen)

½ Bund Dill

1 EL Öl

1 Messerspitze Kreuzkümmel

1 TL Meerrettichpaste

150 g Schmand

Salz

Pfeffer

Und so geht's:

1. Die Schale der Limette abreiben, den Saft auspressen. Den Fisch mit der Hälfte des Limettensafts beträufeln. Mit der Zitronenschale bestreuen, salzen, pfeffern und ca. 10 Minuten marinieren lassen.

2. In der Zwischenzeit den Fenchel putzen und in Streifen schneiden. Den Dill hacken.

3. Öl in erhitzen, Fenchel darin ca. 4 Min. dünsten. Salzen, pfeffern, Deckel auflegen und ca. 12 Min. bei milder Hitze garen. Die marinierten Lachssteaks auf das Gemüse legen. 8 Minuten garen.

4. Den Lachs auf Tellern anrichten, die Meerrettichpaste, Schmand, Dill und Fenchel in der Pfanne mischen und warm werden lassen, mit Salz, Pfeffer und Zitronensaft würzen. Zusammen mit dem Lachs servieren.

Thai-Pangasius auf Frucht-Salsa

4 Portionen

Kalorien pro Portion: ca. 285

Eiweiß pro Portion: ca. 37 g

Fett pro Portion: ca. 1 g

Kohlenhydrate pro Portion: ca. 10 g

Zubereitungszeit: ca. 65 Minuten

Schwierigkeit: leicht

Was ist das Besondere?

Papayas liefern Beta Carotin – ein zellschützender Stoff, den der Körper in Vitamin-A umwandeln kann. Der ideale Stoffwechselpartner dafür ist Vitamin E. Und das wird in diesem Gericht durch Fisch und Sellerie gleich mitgeliefert.

Die Ballaststoffe der Papaya machen sich im Verdauungssystem nützlich und das Enzym Papain der exotischen Frucht bekämpft unerwünschte Darmbakterien, Viren, Pilze und Bakterien. Das australische Gesundheitswesen bewirbt die Papaya mittlerweile sogar offiziell als Heilpflanze.

Zutaten:

650 g Bio-Pangasiusfilet

1 EL rote Currypaste

3 EL Sojasoße

50 ml Gemüsebrühe

3 EL Öl

500 g Bananenblätter

300 g Staudensellerie

1 kleine rote Zwiebel

3 EL Koriandergrün, gehackt

1 große grüne Papaya (ca. 500 g), alternativ 2 Mangos

5 EL Limettensaft

Salz

1 EL Zucker

Und so geht's:

1. Den Fisch in mundgerechte Stücke schneiden. Die Currypaste zusammen mit der Sojasoße, der Brühe, 1 EL Limettensaft und wenig Öl mischen, den Fisch darin ca. 10 Minuten marinieren.

2. Die Bananenblätter vorbereiten: Zunächst gründlich waschen, dann die inneren Blattrippen herausschneiden und aufheben - sie werden später noch verwendet. Die Blätter in 8 Quadrate schneiden (ca. 30 x 30 cm Kantenlänge). Anschließend jedes Blatt einzeln auf einer warmen Herdplatte erwärmen – so wird es biegsam.

3. Die Fischstücke mitsamt Marinade auf den Blättern verteilen. Die Blätter päckchenartig zuklappen und mit den Blattrippen verknoten. In einer Schüssel im Kühlschrank ruhen lassen.

4. Zwischenzeitlich den Staudensellerie putzen, Fäden entfernen und den Sellerie in Streifen schneiden. Die Zwiebel in feine Würfel schneiden. Die Papaya schälen und entkernen, in sehr feine Streifen hobeln. Mischen.

5. 4 EL Limettensaft, etwas Öl und den Zucker verrühren, kräftig salzen. Über Sellerie, Zwiebeln, Koriander und Papayas geben. Mischen und 40 Minuten marinieren lassen.

6. Einen Topf mit wenig Wasser füllen, ein Sieb hineinlegen (wer einen Topf mit Dampfeinsatz besitzt, kann diesen verwenden). Die Fischpäckchen ins Sieb legen, mit einem Deckel verschließen. Das Wasser zum Kochen bringen und die Päckchen 15 Minuten im Dampf garen. Zum Salat servieren.

Fisch auf Möhrengemüse

4 Portionen

Kalorien pro Portion: ca. 211

Eiweiß pro Portion: ca. 21 g

Fett pro Portion: ca. 6 g

Kohlenhydrate pro Portion: ca. 17 g

Zubereitungszeit: ca. 20 Minuten

Schwierigkeit: leicht

Was ist das Besondere?

Viel frisches Gemüse, knackig gegart, macht dieses Gericht zum gesunden Sattmacher. Hier stehen besonders die Möhren im Vordergrund. Berühmt ist das Wurzelgemüse für seine sekundären Pflanzenstoffe, besonders Beta Carotin, die Vorstufe von Vitamin A. Und da kommen Paprika und Tomatenmark ins Spiel: Beta Carotin gehört zu den Carotinoiden, jenen sekundären Pflanzenstoffe, zu denen auch Lycopin aus der Tomate (hochkonzentriert in Tomatenmark vorhanden), Lutein und Zeaxanthin aus Paprika und Blattgemüsen gehören. Sie alle gelten als krebshemmend. Zudem kann der menschliche Körper aus Beta Carotin Vitamin A herstellen, das Haut, Augen und Schleimhäute besonders schützt. Und: Im Juli 2012 veröffentlichten Wissenschaftler vom Biomedical Research Center der britischen Sheffield Hallam University eine Studie zum Pflanzenstoff „Falcarinol“, der in Karotten vorkommt. Die Pflanze schützt sich mit diesem Stoff gegen Pilzbefall. Bei der Studie zeigte sich, dass Falcarinol aus Karotten gegen Krebszellen wirkt und deren Ausbreitung hemmt.

Zutaten:

500 g Fisch nach Wahl, küchenfertig (z.B. Pangasiusfilet oder Seelachs)
40 g Inger (frisch)
750 g Möhren
250 g Pastinaken
1 Paprikaschote
1 EL Tomatenmark
300 g Frühlingszwiebeln
1 EL Öl
125 ml Gemüsebrühe
2 EL Petersilie, gehackt
Salz
Pfeffer

Und so geht's:

1. Die Ingwerknolle schälen und fein hacken. Die Frühlingszwiebeln putzen und in Ringe schneiden. Die Möhren und Pastinaken schälen und in Scheiben schneiden. Die Paprika putzen und würfeln.

2. Tomatenmark und Paprika im Öl scharf anbraten, Ingwer, Möhren, Pastinaken und Frühlingszwiebeln dazu geben. Mit Salz und Pfeffer würzen, die Brühe angießen und mit Deckel bei mittlerer Hitze ca. 7 Minuten garen.

3. In der Zwischenzeit die Fischfilets in mundgerechte Happen teilen, salzen und leicht pfeffern. Auf das Gemüse legen, Deckel auflegen und 5 bis 8 Min. mitdünsten. Mit Petersilie bestreut servieren.

Nussige Forelle

4 Portionen

Kalorien pro Portion: ca. 500

Eiweiß pro Portion: ca. 33 g

Fett pro Portion: ca. 38 g

Kohlenhydrate pro Portion: ca. 7 g

Zubereitungszeit: ca. 20 Minuten

Schwierigkeit: leicht

Was ist das Besondere?

Die Forelle ist ein Magerfisch mit einem besonders geringen Fettgehalt. Das wenige Fett ist aber sehr hochwertig: 717 Milligramm Omega-3-Fettsäuren pro 100 Gramm Fisch. Vitamin A und D werten den Fisch ebenfalls auf. Zudem ist das Fleisch von Fischen besonders leicht verdaulich, weil es wenig Bindegewebe enthält. Es belastet die Verdauung nicht und macht lange satt. Übrigens ist auch die bekannte Lachsforelle eine „ganz normale" Forelle, die lediglich durch ihr Futter ein rosafarbenes Fleisch erhält. Sie können also ebenso gut Lachsforelle für dieses Gericht verwenden.

...und dann ist da ja noch der Broccoli. Dieser ist reich an Mineralstoffen und Vitaminen, und sogar Wirkstoffen, die Krebsstammzellen hemmen. Wissenschaftler des Universitätsklinikums Heidelberg und des Deutschen Krebsforschungszentrums (DKFZ) fanden heraus, dass der Inhaltsstoff „Sulforaphan" Tumorstammzellen verwundbar machte.

Zutaten:

500 g Broccoli (TK)

250 g Blumenkohl (TK)

1 Knoblauchzehe

1 Zitrone

2 EL Olivenöl

125 ml Gemüsebrühe

2 EL gehackte Petersilie

500 g Forellenfilets, küchenfertig

1 EL Butter

100 g Haselnüsse, gehobelt (alternativ Mandelblättchen)

Salz

Pfeffer

Und so geht's:

1. Broccoli und Blumenkohl antauen lassen und in kleine Röschen schneiden. Die Stiele in Würfel schneiden. Knoblauch schälen und fein hacken. Die Schale der Zitrone abreiben und die Zitrone auspressen.

2. 1 EL Olivenöl erhitzen, den Blumenkohl und den Broccoli darin andünsten. 1 TL Zitronenschale abreiben, gemeinsam mit Knoblauch, Salz und Pfeffer zufügen. Mit der Gemüsebrühe ablöschen und ca. 8 Minuten bei geschlossenem Deckel köcheln. 2 EL Zitronensaft zufügen und das Gemüse zerstampfen (z.B. mit einem Kartoffelstampfer). Die gehackte Petersilie, untermischen. Warm stellen.

3. Die Forellenfilets halbieren. Die Butter mit 1 EL Olivenöl erhitzen, den Fisch darin von beiden Seiten ca. 4 Minuten braten. Nach dem ersten Wenden die Haselnüsse zufügen und mitbraten.

4. Die Forellenfilets zusammen mit dem Gemüsestampf servieren.

IV. Vegetarische Gerichte

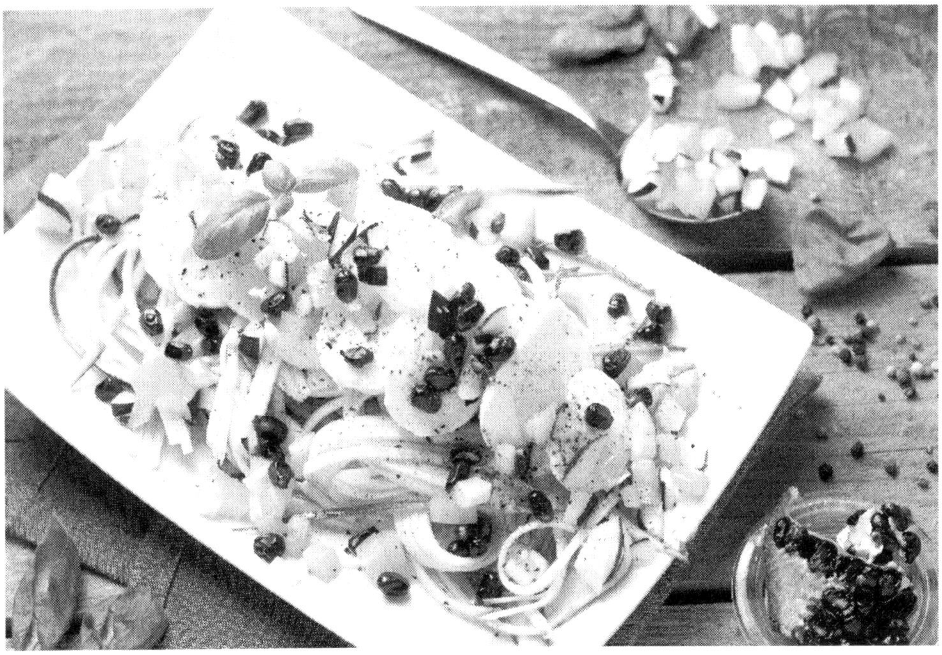

Auberginen-Auflauf

4 Portionen

Kalorien pro Portion: ca. 680

Eiweiß pro Portion: ca. 25 g

Fett pro Portion: ca. 45 g

Kohlenhydrate pro Portion: ca. 45 g

Zubereitungszeit: ca. 45 Minuten

Schwierigkeit: leicht

Was ist das Besondere?

Auberginen enthalten Kalium, das effektiv entwässert, sowie Vitamine der B-Gruppe und Vitamin C. Diese sitzen vor allem in der violetten Schale. Wie praktisch, dass man die mitessen kann! Rote Zwiebeln geben diesem Auflauf Würze. Sie enthalten doppelt so viele Antioxidantien wie weiße Zwiebeln. Zwei davon sind das Flavonoid Quercetin und das Polyphenol Anthocyanin. Diese beiden wertvollen Stoffe verhindern die Oxidation von Fettsäuren in den Zellen. Das reduziert u.a. chronische Entzündungsprozesse, aber auch langfristig Schäden an der DNA.

Die in den Zwiebeln vorkommenden Sulfide hindern zudem Bakterien am Wachstum. Die Sulfide werden beim Erhitzen nicht zerstört, so dass auch Menschen mit empfindlichem Magen, die Zwiebeln nur gut gegart essen können, davon profitieren.

Zutaten:

800 g Auberginen
1 Paprikaschote
2 rote Zwiebeln
2 EL Öl
450 g Tomaten
200 ml Tomatensaft
1 Handvoll Petersilie, gehackt
2 EL Basilikum, gehackt
400 g Feta (light)
Oregano
Salz
Pfeffer

Und so geht's:

1. Die Auberginen und Tomaten in Scheiben schneiden, die Zwiebeln und Paprika in Ringe schneiden.
2. Alles im Wechsel in eine Auflaufform schichten, mit Salz und Pfeffer kräftig würzen und mit Oregano bestreuen. Mit dem Tomatensaft übergießen.
3. Den Käse grob zerbröseln, mit der Hälfte der Petersilie, dem Basilikum und dem restlichen Öl mischen. Im Ofen ca. 30 Minuten bei 200°C backen. Mit der übrigen Petersilie bestreuen und servieren.

Griechischer Gurkensalat

4 Portionen
Kalorien pro Portion: ca. 440
Eiweiß pro Portion: ca. 11 g
Fett pro Portion: ca. 28 g
Kohlenhydrate pro Portion: ca. 9 g
Zubereitungszeit: ca. 20 Minuten
Schwierigkeit: leicht

Was ist das Besondere?

Mandeln enthalten hochwertiges Eiweiß. Sie machen lange satt und trumpfen mit ungesättigten Fettsäuren, Magnesium, Calcium und Kupfer und den Vitamine B und E auf. Diese unterstützen das Nervensystem. Wenn Sie also mal „Nervennahrung“ benötigen – greifen Sie zu Mandeln. Forscher fanden heraus, dass eine mit Mandel angereicherte Ernährung Übergewicht, Diabetes, Bluthochdruck und hohe Cholesterinwerte senken könne und daher äußerst empfehlenswert sei.
Aber auch die Gurke hat es in sich: Sie haben einen hohen Zink-Anteil. Dieser sitzt direkt unter der Schale. Deshalb sollte man Bio-Gurken kaufen und diese ungeschält verzehren. Zink aktiviert das Immunsystem und hilft unter anderem, Heißhunger vorzubeugen. Der Fetakäse liefert Calcium, die Zwiebeln und Tomaten antioxidative Stoffe. Dieser Power-Salat macht also rundum fit.

Zutaten:

750 g Cocktailtomaten

½ rote Zwiebel

1 Salatgurke

125 g Feta-Käse

60 g Mandelstifte

3 EL Himbeeressig

3 EL Olivenöl

1 TL Dillspitzen (TK, frisch oder getrocknet)

ca. 8-10 Basilikumblättchen

Salz

Pfeffer

1 Prise Zucker

Und so geht's:

1. Die Mandelstifte in einer Pfanne ohne Fett anrösten und abkühlen lassen. Essig mit Salz, Pfeffer und Zucker verrühren, Olivenöl und Dillspitzen unterrühren.

2. Die Gurke schälen, längs halbieren und mit Hilfe eines Teelöffels die Kerne entfernen. Die Gurke in Scheiben schneiden. Die Tomaten vierteln. Die Zwiebel fein würfeln.

3. Tomaten, Zwiebelwürfel und Gurken mischen, anrichten und mit der Vinaigrette beträufeln. Den Feta würfeln und mit einer Gabel grob zerdrücken, auf den Salat geben. Das Basilikum grob schneiden und gemeinsam mit den Mandeln darüber streuen.

Brunnenkressesalat mit gegrilltem Spargel

4 Portionen
Kalorien pro Portion: ca. 160
Eiweiß pro Portion: ca. 5 g
Fett pro Portion: ca. 12 g
Kohlenhydrate pro Portion: ca. 9 g
Zubereitungszeit: ca. 20 Minuten
Schwierigkeit: leicht

Was ist das Besondere?

Spargel enthalten viel Kalium und regen damit die Nierentätigkeit an, was den Körper sanft entwässert. Die Brunnenkresse und weitere Kräuter bringen hochdosierte Mineralien und Vitamine mit, besonders Vitamin C. Außerdem sekundäre Pflanzenstoffe, die den Körper im Kampf gegen freie Radikale unterstützen. Besonders der niedrige Kaloriengehalt macht dieses Gericht zudem zu einem wahren Figurschmeichler. Dank der Farbenpracht essbarer Blüten wird das Gericht auch zu einem Augenschmaus. Essbare sind z.B. Löwenzahn-, Borretsch- oder Veilchenblüten, Stiefmütterchen, Gänseblümchen und Calendula.

Zutaten:

800 g Spargel, weiß oder grün

4 EL Öl

2 EL Essig

2 TL Waldhonig

1 TL Senf

50 ml Joghurt

100 g Brunnenkresse

100 g gemischte frische Kräuter, z.B. Sauerampfer, Löwenzahnblätter, Petersilie, Schnittlauch, etc.

100 g Kopfsalat

100 g Cocktailtomaten

1 Möhre

1 Handvoll essbare Blüten

Und so geht's:

1. Spargel schälen (beim grünen Spargel genügt es, nur das untere Drittel zu schälen), die holzigen Enden abschneiden. Auch die Spitzen abschneiden und die Stangen der Länge nach halbieren. In mundgerechte Stücke schneiden.

2. Die Spargelstücke mit 2 EL Öl mischen, auf ein mit Backpapier ausgelegtes Backblech geben. Die Spargelspitzen dazulegen. Unter dem Grill des Backofens 5 Minuten grillen. Bei Bedarf zwischendurch vorsichtig wenden.

3. In der Zwischenzeit Essig, Honig, Joghurt, 2 EL Öl, Salz und Pfeffer zu einer Salatsoße verquirlen.

4. Die Kräuter und den Salat waschen und trockenschleudern. Grob zerpflücken. Die Tomaten vierteln, die Möhre raspeln. Alles mit der Salatsoße mischen. Auf Tellern anrichten, den gegrillten Spargel dazugeben und mit den essbaren Blüten dekorieren.

Avocadospalten mit gegrillter Paprika

4 Portionen

Kalorien pro Portion: ca. 520

Eiweiß pro Portion: ca. 18 g

Fett pro Portion: ca. 45 g

Kohlenhydrate pro Portion: ca. 8 g

Zubereitungszeit: ca. 25 Minuten

Schwierigkeit: leicht

Was ist das Besondere?

Die Avocado liefert gesunde Fette und lebenswichtige Vitaminen, z.B. Vitamin A, E, und K, zudem Beta-Carotin – eine Vorstufe des Vitamins A. Dieses Vitamin ist an der Blutbildung beteiligt, sorgt für gesunde Haut und gute Augen, stabile Knochen und Zähne. Avocado ist nicht gerade fettarm – aber ihr Fett ist hochwertig, hält lange satt und beruhigt die Nerven, so dass der Genuss von Avocado vor Heißhungerattacken schützt.

Ein Tipp zum Avocado-Kauf: Wenn Sie weiche Avocados kaufen, in der Annahme, dass diese schön reif sind, können Sie zu Hause meistens feststellen, dass die Frucht im Inneren schon schwarze, ungenießbare Stellen hat. Kaufen Sie lieber harte, unreife Avocados, und lassen Sie sie „fachgerecht“ nachreifen: Einfach die Avocados zusammen mit einem Apfel in Zeitungspapier wickeln und bei Zimmertemperatur 2 bis 10 Tage nachreifen lassen (zwischendurch kontrollieren). Der Apfel strömt Ethylen aus, ein Gas, das die Reifung fördert.

Zutaten:

4 rote oder gelbe Paprikaschoten
30 g Kürbiskerne
250 g Mozzarella
2 EL Parmesankäse, frisch und grob gerieben
Ca. 20 Blättchen Basilikum
5 Avocados, reif
1 Limette
4 EL Olivenöl
2 EL Kürbiskernöl
Pfeffer
Salz

Und so geht's:

1. Die Kürbiskerne in einer Pfanne ohne Fett rösten und abkühlen lassen.

2. Die Paprikaschoten putzen, entkernen und vierteln. Mit der Hautseite nach oben auf ein Backblech legen. Auf der obersten Schiene unter dem Backofengrill grillen, bis die Haut Blasen wirft. Den Ofen ausschalten und einen Spalt weit öffnen, die Paprika aber noch 5 Minuten im warmen Ofen nachgaren lassen.

3. Die Paprikastücke häuten und in mundgerechte Stücke schneiden. Mit Pfeffer und Salz würzen.

4. Den Mozzarella in 2 cm große Würfel schneiden. Die Avocados halbieren, entkernen und das Fruchtfleisch aus der Schale kratzen, z.B. mit Hilfe eines Löffels. Das Fruchtfleisch in Spalten schneiden.

5. Die Mozzarellawürfel auf 4 Teller verteilen. Die Limette heiß abspülen, abtrocknen und etwas Schale über die Mozzarellawürfel reiben. Die Frucht auspressen.

6. Die Avocado-Spalten auf den Mozzarella-Würfeln verteilen und mit je ca. 2 TL Limettensaft beträufeln. Salzen und pfeffern. Die gegrillten Paprikastücke darauflegen, mit Parmesan und den Basilikumblättchen garnieren. Olivenöl und Kürbiskernöl darüber träufeln und mit gerösteten Kürbiskernen bestreuen und sofort servieren.

Basken-Omelett

4 Portionen

Kalorien pro Portion: ca. 390

Eiweiß pro Portion: ca. 18 g

Fett pro Portion: ca. 31 g

Kohlenhydrate pro Portion: ca. 7 g

Zubereitungszeit: ca. 20 Minuten

Schwierigkeit: leicht

Was ist das Besondere?

Dieses leichte Gericht schmeckt sowohl im Sommer wie auch im Winter. Das frische Gemüse darin liefert Vitamine und sekundäre Pflanzenstoffe. Abgerundet mit Kräutern, kann der Körper diese besonders gut verwerten. Hinzu kommt hochwertiges Eiweiß aus Eiern. Diese enthalten u.a. Schwefel, der Haut und Haare geschmeidig macht, Lecithin – ein natürlicher Emulgator – der besonders Leber und den Schleimhäuten guttut aber auch in Gehirn und Nervensystem gebraucht wird. Zudem enthält das Ei jede Menge verschiedener Aminosäuren, also Eiweißbaustoffe. Dank diesen macht es lange satt und schützt vor Heißhungerattacken.

Zutaten:

3 Zwiebeln
1 Knoblauchzehe
2 Paprikaschoten
400 g Tomaten
2 EL Öl
50 ml Weißwein
4 EL Petersilie, gehackt
2 EL Schnittlauch, gehackt
4 EL Mineralwasser
8 Eier
1 EL Margarine
Salz
Chiliflocken

Und so geht's:

1. Die Ringe in Streifen schneiden, die Knoblauchzehe fein hacken. Paprikaschoten und Tomaten fein würfeln.

2. Das Gemüse im Öl anbraten, Wein angießen und ca. 5 Minuten köcheln lassen. Mit Salz und Chiliflocken kräftig abschmecken.

3. Die Eier mit Mineralwasser, Salz, Chiliflocken und Schnittlauch verquirlen. Portionsweise in der Margarine vier Pfannkuchen backen. Diese auf Tellern anrichten und mit dem Gemüse belegen. Aufrollen und mit dem Petersilie bestreut servieren.

Ratatouille

4 Portionen

Kalorien pro Portion: ca. 168

Eiweiß pro Portion: ca. 4 g

Fett pro Portion: ca. 11 g

Kohlenhydrate pro Portion: ca. 10 g

Zubereitungszeit: ca. 80 Minuten

Schwierigkeit: leicht

Was ist das Besondere?

Ein mediterraner Klassiker mit viel Gemüse und wenig Fett. Daher ist Ratatouille ein schlanker Sattmacher, der zudem noch Vitamine, Mineralien und Spurenelemente liefert. Ganz besonders reich ist das Gericht an sekundären Pflanzenstoffen – also jenen Substanzen, mit denen Pflanzen sich eigentlich gegen ihre Fressfeinde oder Umwelteinflüsse schützen, und die auch die Zellen im menschlichen Körper schützen. Hinzu kommen die antibakteriellen Wirkstoffe von Thymian und Rosmarin, Zwiebeln und Knoblauch. Hier dürfen Sie beherzt zugreifen.

Zutaten:

400 g Gemüsezwiebeln

4 Knoblauchzehen

2 Paprikaschoten

1 Aubergine

500 g Zucchini

4 EL Öl

10 frische Thymianzweige

3 frische Rosmarinzweige

500 g stückige Tomaten (aus der Dose)

Und so geht's:

1. Die Zwiebeln grob in Würfel schneiden, Knoblauch fein hacken, Aubergine und Paprika in ca. 2 cm große Würfel schneiden, die Zucchini in Scheiben schneiden.

2. Zwiebelwürfel und Knoblauch in etwas Öl anschwitzen, 10 Minuten bei milder Hitze dünsten. In eine Auflaufform geben.

3. Erneut etwas Öl erhitzen, Paprika und Aubergine darin anbraten, ca. 5 Minuten. Zu den Zwiebeln geben.

4. Nun noch die Zucchini auf dieselbe Weise braten. Zusammen mit Thymianblättchen und Rosmarinnadeln in die Auflaufform geben, kräftig mit Salz und Pfeffer würzen und alles umrühren.

5. Die Tomaten aus der Dose dazugeben, untermischen und im Backofen bei 200°C 45 Minuten schmoren.

Tortilla mit Zucchini und Paprika

4 Portionen

Kalorien pro Portion: ca. 130

Eiweiß pro Portion: ca. 11 g

Fett pro Portion: ca. 9 g

Kohlenhydrate pro Portion: ca. 3 g

Zubereitungszeit: ca. 30 Minuten

Schwierigkeit: leicht

Was ist das Besondere?

Zucchini entwässern dank eines hohen Kalium-Gehalts. Das Gemüse liefert aber auch jede Menge Vitamine, z.B. Vitamin A und E sowie Ballaststoffe, die nachhaltig satt machen. Paprika punktet mit den Vitaminen C, A und B-Vitaminen, sowie Zink – ein Booster fürs Immunsystem.

Die Eier liefern Power für Gehirn und Nervensystem, Haut und Haare. Sie sättigen nachhaltig und schützen damit vor Heißhunger. Hinzu kommt eine gute Portion Petersilie für jeden. Das Kraut reguliert das Immunsystem und den Hormonhaushalt und sorgt für einen guten Sauerstofftransport im Gewebe.

Zutaten:

250 g Zucchini

1 Paprikaschote

1 Zwiebel

1 Knoblauchzehe

3 EL Petersilie, gehackt

2 TL Thymianblättchen

6 Eier

2 EL Mineralwasser

2 EL Öl

Salz, Chiliflocken

Und so geht's:

1. Die Zucchini in dünne Scheiben schneiden (sehr dicke Zucchini vorher halbieren), Die Paprika und die Zwiebel in feine Würfel schneiden. Die Knoblauchzehe pressen.

2. Die Eier mit dem Mineralwasser, 4 EL Petersilie, Thymian, Salz und Chiliflocken verquirlen.

3. Zwiebeln und Paprika im heißen Öl anbraten, Zucchini und Knoblauch zugeben, ca. 3 Minuten dünsten. Eiermasse angießen, bei wenig Hitze und mit Deckel ca. 25 Minuten stocken lassen. Sollte die Tortilla dann noch nicht fest sein, weitere 5 Minuten mit Deckel vorsichtig erhitzen (die genaue Zeit richtet sich nach dem Durchmesser der Pfanne – je kleiner der Durchmesser, umso länger benötigt die Tortilla). Auf einen Teller stürzen und mit den restlichen 2 EL Petersilie bestreuen. Servieren.

Grünes Omelett mit Pfifferlingen

4 Portionen

Kalorien pro Portion: ca. 410

Eiweiß pro Portion: ca. 30 g

Fett pro Portion: ca. 20 g

Kohlenhydrate pro Portion: ca. 6 g

Zubereitungszeit: ca. 30 Minuten

Schwierigkeit: leicht

Was ist das Besondere?

Pfifferlinge bestehen zu ca. 92% aus Wasser – daher haben sie kaum Kalorien. Aufgrund ihrer Ballaststoffe machen sie trotzdem satt. Aus demselben Grund sättigen auch die enthaltenen Bohnen so lange. Bereits eine Portion Bohnen liefert 20% der täglich empfohlenen Dosis an Ballaststoffen. Antioxidative Stoffe aus den Bohnen schützen außerdem die DNA vor oxidativen Schäden. Die Hülsenfrüchte sind zudem reich an Vitaminen der B-Gruppe sowie Folsäure. Beides tut unter anderem dem Nervensystem gut.

Zutaten:

300 g Zuckerschoten

400 g Pfifferlinge

4 EL Petersilie, gehackt

2 EL Schnittlauch

½ TL Bohnenkraut, gehackt (frisch oder getrocknet)

8 Eier

3 EL Butter oder Margarine

Salz

Chiliflocken

Pfeffer

Und so geht's:

1. Die Bohnen putzen und schräg in ca. 1cm lange Stücke schneiden. Die Pfifferlinge putzen.
2. Die Eier mit der Hälfte der gehackten Petersilie und dem Schnittlauch, Salz und Chili verquirlen.
3. Nacheinander vier Omeletts in 2 Esslöffeln der heißen Butter oder Margarine daraus backen, auf einen Teller legen und warmhalten (z.B. im Backofen bei 80°C - 100°C).
4. Die Pfifferlinge in der restlichen Butter oder Margarine anbraten. Die Bohnen zugeben und ca. 2 Minuten mitbraten. Mit Salz, Pfeffer und Bohnenkraut abschmecken.
5. Das Gemüse auf die Omeletts geben, mit der restlichen Petersilie bestreut servieren.

Würziger Salat mit Mozzarella

4 Portionen

Kalorien pro Portion: ca. 530

Eiweiß pro Portion: ca. 17 g

Fett pro Portion: ca. 39 g

Kohlenhydrate pro Portion: ca. 9 g

Zubereitungszeit: ca. 15 Minuten

Schwierigkeit: leicht

Was ist das Besondere?

In diesem Ensemble spielt würziger Salat die Hauptrolle. Rucola enthält Senföle, die Bakterien abtöten, die Verdauung ankurbeln und in Tierversuchen sogar krebshemmend wirkten. Bei den Germanen galt Rucola sogar als Aphrodisiakum. Hinzu kommt frischer Blattspinat. Die jungen Blätter enthalten Nitrat. Zu viel davon ist nicht gesund – doch richtig zubereitet braucht man sich vor Spinat nicht zu fürchten. Forscher haben in den 90er Jahren herausgefunden, dass Nitrat die Mitochondrien in den Muskeln – also die „Zellkraftwerke" – nährt. Greifen Sie also bei dem grünen Gemüse ruhig öfter zu.

Zutaten:

3 rote Zwiebeln

300 g Cocktailtomaten

4 EL Pinienkerne

200 g Salatgurke

75 g Blattspinat, frisch

100 g Rucola-Salat

5 EL Orangensaft

5 EL Balsamico-Essig

3 EL Olivenöl

½ TL Thymian, getrocknet

400 g Mozzarella (light)

Salz

Pfeffer

Und so geht's:

1. Zwiebeln in dicke Ringe schneiden, Tomaten vierteln, Gurke würfeln. Spinat und Rucola waschen und trocken schleudern. Den Mozzarella abtropfen lassen und mit den Fingern in Stücke zupfen.

2. Die Zwiebeln in 1 TL Öl scharf anbraten und ca. 5 Minuten garziehen lassen. Die Pinienkerne ohne Fett anrösten.

3. Für das Dressing Orangensaft, Essig und das restliche Olivenöl verquirlen, salzen und pfeffern und mit Thymian abschmecken.

4. Spinat und Rucola, Tomatenviertel und Gurkenwürfel mit dem Dressing mischen, die Zwiebeln zum Schluss unterheben. Auf Tellern anrichten. Mit Mozzarella-Stücken und Pinienkernen bestreuen und servieren.

Bunter Salat mit Pfirsich

4 Portionen
Kalorien pro Portion: ca. 530
Eiweiß pro Portion: ca. 19 g
Fett pro Portion: ca. 37 g
Kohlenhydrate pro Portion: ca. 9 g
Zubereitungszeit: ca. 15 Minuten
Schwierigkeit: leicht

Was ist das Besondere?

Hier schmeckt alles frisch und lecker! Pfirsiche geben dem knackigen Salat einen leicht süßen Geschmack, liefern Kalium, Calcium, Magnesium und die Vitamine A, B1, B2 und C – und enthalten viel Wasser. Das macht sie trotz des süßen Geschmacks zum Kalorien-Leichtgewicht. Tomaten und Karotten sorgen in diesem Salat nicht nur für Farbe, sondern auch für ein Plus an Carotinoiden mit ihren gefäßschützenden Eigenschaften. Rucola sorgt für Würze und die Senföle hemmen das Wachstum von Bakterien. Der Käse in diesem Salat liefert u.a. Calcium, Kupfer und Zink. Besonders letzteres unterstützt das Immunsystem.

<u>Zutaten:</u>

2 Möhren
250 g Tomaten
6 EL Sonnenblumenkerne

200 g Pfirsich, frisch

100 g Kopfsalat

75 g Rucola-Salat

5 EL Orangensaft

6 EL Himbeer-Essig

3 EL Olivenöl

½ TL Thymian, getrocknet

200 g Gouda

4 Eier

Salz

Pfeffer

Und so geht's:

1. Die Eier 9 Minuten hart kochen, die Sonnenblumenkerne ohne Fett anrösten.
2. Die Möhren schälen und raspeln, die Tomaten in große Würfel schneiden, Kopfsalat und Rucola waschen und trocken schleudern. Pfirsich ebenfalls würfeln. Den Gouda in Stifte schneiden.
3. Für das Dressing Orangensaft, Essig und Olivenöl verquirlen, salzen und pfeffern und mit Thymian abschmecken.
4. Kopfsalat und Rucola, Tomaten, Pfirsich und Möhren sowie Käse mit dem Dressing mischen. Die Eier abschrecken, schälen und achteln, zum Schluss unterheben. Auf Tellern anrichten. Mit Sonnenblumenkernen bestreuen und servieren.

Caesar's Salad (light)

4 Portionen

Kalorien pro Portion: ca. 400

Eiweiß pro Portion: ca. 11 g

Fett pro Portion: ca. 26 g

Kohlenhydrate pro Portion: ca. 6 g

Zubereitungszeit: ca. 25 Minuten

Schwierigkeit: leicht

Was ist das Besondere?

Chicorée wird auch im Winter geerntet und gehört daher zu den Gemüsen, die man auch in der kalten Jahreszeit frisch bekommt. Die leicht bitteren Blätter enthalten viel Vitamin B1, B2, C, Carotin, Phosphor, Calcium und Kalium sowie den Ballaststoff Inulin. Der Bitterstoff Lactucopikrin unterstützt die Verdauung, indem Gallenblase und Bauchspeicheldrüse aktiviert werden. Und dann sind da ja auch noch die Pinienkerne. Von sämtlichen Nahrungsmitteln enthalten Pinienkerne das meiste Selen, einen Stoff, auf dessen Zufuhr von außen der Körper angewiesen ist, da er es nicht selbst bilden kann. Selen schützt die Zellen vor freien Radikalen und beugt dadurch Herz-Kreislauf-Erkrankungen, Infektionen und vorzeitiger Alterung vor.

Zutaten:

2 Roma-Salat-Herzen

350 g Chicorée

1 Knoblauchzehe

4 EL Salatmayonnaise

6 EL Joghurt (0,3% Fett)

80 g Grana Pardano oder Parmesan

2 EL weißer Balsamicoessig

2-3 EL Wasser

1 EL Senf

Salz

Pfeffer

4 EL Pinienkerne

Und so geht's:

1. Die Pinienkerne ohne Fett anrösten, die Knoblauchzehe sehr fein hacken, die Hälfte des Käses mit einem Sparschäler in Späne hobeln, den Rest fein reiben. Roma-Salat und Chicorée putzen und der Länge nach halbieren, in mundgerechte Streifen schneiden.

2. Knoblauch, Salatmayonnaise und Joghurt verrühren. Senf, Essig und kaltes Wasser sowie den fein geriebenen Käse unterrühren. Sauce salzen und pfeffern.

3. Den Salat auf Teller verteilen, mit der Salatsoße beträufeln und mit den Parmesanhobeln sowie den Pinienkernen bestreuen.

Kürbisgratin

4 Portionen
Kalorien pro Portion: ca. 820
Eiweiß pro Portion: ca. 25 g
Fett pro Portion: ca. 50 g
Kohlenhydrate pro Portion: ca. 45 g
Zubereitungszeit: ca. 45 Minuten
Schwierigkeit: leicht

Was ist das Besondere?

100 g Kürbis haben nur 27 Kalorien. Aber dafür besonders viele Carotinoide, Vitamin A, Calcium, Kalium, Eisen und Magnesium. Die Ballaststoffe der Frucht sorgen zudem dafür, dass Kürbisgerichte lange satt machen. Alles in allem schützt Kürbis sogar vor Infektionskrankheiten und Entzündungen, aber auch Haut- und Augenkrankheiten, einige Krebsarten und – angeblich – sogar gegen Depressionen.

Der Feta-Käse in diesem Gericht liefert nochmal rund 500 mg Calcium pro Portion und 400 mg Phosphor. Beide stärken Zähne und Knochen. In Kombination mit der Vitamin-Bombe Petersilie entsteht so ein Gericht für Körper und Seele. Gerade in der kalten Jahreszeit eine Wohltat!

Zutaten:

Ca. 1200 g Hokkaido-Kürbis
2 Zwiebeln
4 EL Öl
550 g Tomaten
1 Handvoll Petersilie, gehackt
400 g Feta oder Hirtenkäse
1 Esslöffel Oregano (frisch oder getrocknet)
Salz
Pfeffer

Und so geht's:

1. Den Kürbis waschen, halbieren und die Kerne auskratzen. In Spalten schneiden, diese mit der Hälfte des Öls bepinseln. Die Zwiebeln in Ringe schneiden, die Tomaten in Scheiben schneiden.
2. Die Kürbisspalten in einer Pfanne scharf anbraten. Von jeder Seite ca. 2 bis 3 Minuten, bis sie schön braun sind. Im Wechsel mit den Tomaten in eine Auflaufform schichten, mit Salz und Pfeffer kräftig würzen und mit Oregano bestreuen.
3. Die Zwiebeln im übrigen Öl kräftig braun anbraten, auf die Kürbisspalten und Tomaten geben. Nochmals mit Salz und Pfeffer sowie Oregano bestreuen.
4. Den Feta- oder Hirtenkäse grob zerbröseln, mit der Hälfte der Petersilie und dem restlichen Öl mischen. Im Ofen ca. 25 Minuten bei 200°C backen. Mit Petersilie bestreuen und servieren.

Gemüse-Curry

4 Portionen

Kalorien pro Portion: ca. 465

Eiweiß pro Portion: ca. 42 g

Fett pro Portion: ca. 24 g

Kohlenhydrate pro Portion: ca. 36 g

Zubereitungszeit: ca. 20 Minuten

Schwierigkeit: leicht

Was ist das Besondere?

Der Mix aus bunten Gemüsesorten liefert die geballte Power an Vitaminen und Mineralstoffen. In Kombination mit der Kokosmilch und den ballaststoffreichen Kichererbsen sättigt diese Suppe langanhaltend. Greifen Sie beim Curry- und Chilipulver ruhig kräftig zu: Beide enthalten antibakterielle Stoffe, regen die Verdauung und den Stoffwechsel an, heizen dem Körper kräftig ein und sorgen dafür, dass Sie auch lange nach dem Essen noch verstärkt Kalorien verbrennen.

Zutaten:

2 rote Zwiebeln
250 g Broccoli (frisch oder TK)
1 rote Paprikaschote (ca. 200 g)
250 g Zucchini
250 g Champignons (frisch oder TK)
1 EL Öl
1,5 EL Currypulver
150 ml Gemüsebrühe
150 ml Kokosmilch
450 g Kichererbsen (aus der Dose)
Salz
Chilipulver

Und so geht's:

1. Die Zwiebel halbieren und die Hälften in Ringe schneiden. Pilze und Broccoli putzen bzw. auftauen lassen und mundgerecht zuschneiden. Die Paprikaschote und die Zucchini würfeln.

2. Zwiebel und Paprika im Öl anbraten, dann Curry, Kokosmilch, und Brühe angießen, Broccoli zugeben. Etwa 5 Minuten einkochen lassen. Pilze und Zucchini sowie die Kichererbsen dazugeben, weitere 5 Minuten köcheln.

3. Mit Salz und Chilipulver abschmecken und servieren.

Kürbissuppe

4 Portionen

Kalorien pro Portion: ca. 280

Eiweiß pro Portion: ca. 5 g

Fett pro Portion: ca. 15 g

Kohlenhydrate pro Portion: ca. 15 g

Zubereitungszeit: ca. 40 Minuten

Schwierigkeit: leicht

Was ist das Besondere?

Antioxidative Inhaltsstoffe im Kürbis, allen voran Beta Carotin, unterstützen die Abwehrkräfte und wehren freie Radikale ab. Besonders viel davon sitzt in der Schale. Und die kann man beim Hokkaido-Kürbis praktischerweise mitessen. Vitamin A, Magnesium, Calcium und Kalium tun zusätzlich gut – letzteres entwässert sogar sanft.

Ingwer tötet Bakterien, verbessert die Verdauung und die Durchblutung der Muskeln. Und natürlich heizt Ingwer ein, in dem er mit seiner milden Schärfe den Stoffwechsel ankurbelt. Nicht umsonst ist Kürbissuppe in der kalten Jahreszeit so beliebt.

Tipp: Kochen Sie etwas mehr und frieren Sie die fertige Suppe ein. So haben Sie immer eine leckere, gesunde Mahlzeit vorrätig, wenn es mal schnell gehen muss.

Zutaten:

1 Zwiebel

1 Knoblauchzehe

1 kleiner Hokkaido-Kürbis (ca. 600 g)

1 kleines Stück Ingwerwurzel (nach Belieben)

2 EL Öl

200 ml Weißwein

300 ml Gemüsebrühe

150 ml Kondensmilch (4% Fett)

Salz

Chiliflocken

Muskatnuss

2 EL gehackte Petersilie

Und so geht's:

1. Den Kürbis waschen, rundum mit einer Gaben die Schale einstechen. Den Kürbis halbieren, die Kerne auskratzen. Das Fruchtfleisch in Würfel schneiden. Die Zwiebel schälen, würfeln, den Knoblauch schälen und fein hacken.

2. Zuerst die Zwiebelwürfel im Öl anbraten, dann den Kürbis zugeben, kräftig braun anbraten und mit Brühe und Wein ablöschen. Knoblauch und Ingwer (nach Belieben) hinzugeben und 25 Minuten köcheln lassen.

3. Pürieren und Kondensmilch angießen. Mit Salz, Chili und Muskatnuss abschmecken. Mit gehackter Petersilie garniert servieren.

Frankfurter Grüne Soße (light)

4 Portionen
Kalorien pro Portion: ca. 335
Eiweiß pro Portion: ca. 19 g
Fett pro Portion: ca. 22 g
Kohlenhydrate pro Portion: ca. 3 g
Zubereitungszeit: ca. 15 Minuten
Schwierigkeit: leicht

Was ist das Besondere?

Die Kräuter enthalten viel Kalium und regen damit die Nierentätigkeit an, was den Körper sanft entwässert. Sie bringen hochdosierte Mineralien und Vitamine mit, besonders Vitamin C. Außerdem sekundäre Pflanzenstoffe, die den Körper im Kampf gegen freie Radikale unterstützen. Die meisten hier verwendeten Kräuter gelten jeweils auch als Heilpflanze mit ganz besonderen, gesundheitsfördernden Eigenschaften. In diesem leckeren Gericht bringen sie alle ihre Vitalstoffe ein und entfalten gemeinsam eine noch viel stärkere Wirkung.

Zutaten:

6 Eier
1 Bund Frankfurter Kräuter (ca. 125 g)*
125 g Kopfsalat
50 g Frischkäse

300 g Magermilchjoghurt
1 EL mittelscharfer Senf
1 EL Zitronensaft
1 EL Essig
Salz
Pfeffer

Und so geht's:

1. Die Eier ca. 9 Minuten hartkochen, kalt abschrecken, schälen und vollständig abkühlen lassen.
2. In der Zwischenzeit die Kräuter und den Salat waschen, trockenschütteln und grobe Stiele entfernen.
3. Den Salat zusammen mit Frischkäse und Joghurt im Mixer kurz pürieren, nach und nach alle übrigen Zutaten hinzufügen. Mixen Sie so kurz wie möglich, aber so lange wie nötig, um eine homogene Soße zu erhalten.
4. Die Eier halbieren oder vierteln, auf Tellern zusammen mit der Grünen Soße anrichten.

*Traditionell besteht die Mischung aus sieben Kräutern: Borretsch, Kerbel, Pimpinelle, Kresse, Petersilie, Sauerampfer und Schnittlauch. Wenn Sie die Kräuter nicht fertig zusammengestellt kaufen können, mixen Sie sie einfach selbst. Notfalls können Sie auch nur Petersilie, Schnittlauch und Kresse verwenden.

Gebackener Schafskäse

4 Portionen

Kalorien pro Portion: ca. 500

Eiweiß pro Portion: ca. 23 g

Fett pro Portion: ca. 43 g

Kohlenhydrate pro Portion: ca. 6 g

Zubereitungszeit: ca. 30 Minuten

Schwierigkeit: leicht

Was ist das Besondere?

Rote Zwiebeln geben dem Käse Würze. Sie enthalten doppelt so viele Antioxidantien wie weiße Zwiebeln. Diese wertvollen Stoffe schützen vor Zellschäden. Das reduziert u.a. chronische Entzündungsprozesse, aber auch langfristig Schäden an der DNA, aus denen Krebs entstehen kann.

Der Schafskäse trägt mit Calcium und Phosphor dazu bei, Zähne und Knochen stabil zu erhalten. In Kombination mit der Vitamin-Bombe Petersilie und der gesunden Tomate entsteht so ein Essen, das rundum gut tut.

Zutaten:

2 rote Zwiebeln

800 g Tomaten

4 EL Petersilie, gehackt

600 g Schafskäse

6 EL Olivenöl

Oregano

Salz

Pfeffer

Und so geht's:

1. Die Tomaten in Scheiben, die Zwiebeln in Ringe schneiden.
2. Abwechselnd in vier kleine Auflaufformen schichten, mit Salz und Pfeffer kräftig würzen und mit ein wenig Oregano bestreuen.
3. Den Käse aus der Salzlake nehmen und abtropfen lassen. Jeweils ein 150 g schweres Käsestück auf das Gemüse setzen, mit Olivenöl beträufeln.
4. Im Ofen ca. 20 Minuten bei 220°C backen. Mit Petersilie bestreuen und servieren.

Schmorgemüse im Tontopf

4 Portionen

Kalorien pro Portion: ca. 188

Eiweiß pro Portion: ca. 4 g

Fett pro Portion: 13 g

Kohlenhydrate pro Portion: ca. 10 g

Zubereitungszeit: ca. 80 Minuten

Schwierigkeit: leicht

Was ist das Besondere?

Dieses leckere Gericht liefert viel Gemüse mit all seinen Vitamine, Mineralien und Spurenelementen. Ganz besonders reich ist das Gericht zudem an sekundären Pflanzenstoffen – also jenen Substanzen, mit denen Pflanzen sich eigentlich gegen ihre Fressfeinde oder Umwelteinflüsse schützen. Im menschlichen Körper schützen diese Stoffe die Zellen vor oxidativem Stress. Die Stoffe können so vielen Erkrankungen vorbeugen, die durch freie Radikale ausgelöst oder unterstützt werden, z.B. Arteriosklerose, vorzeitiger Hautalterung, Herz- und Kreislauferkrankungen, Krebs und Gelenkbeschwerden.

Zutaten:

4 rote Zwiebeln

4 Knoblauchzehen

1 Aubergine

3 Paprikaschoten

450 g Zucchini

1 EL Öl

6 frische Thymianzweige

700 g stückige Tomaten (aus der Dose)

200 g Goudakäse

Und so geht's:

1. Die Zwiebeln in Würfel schneiden, Knoblauch fein hacken, Aubergine, Zucchini und Paprikaschoten in ca. 2 cm große Würfel schneiden.

2. Zwiebelwürfel und Knoblauch im Öl anschwitzen, Paprika dazugeben und 8 Minuten bei milder Hitze dünsten.

3. Zwiebel- und Paprika-Mischung zusammen mit dem restlichen Gemüse in eine Tonform geben (ein Römertopf funktioniert ebenso gut und notfalls tut es auch eine normale Auflaufform). Die Tomaten aus der Dose und den Wein dazugeben, mit Pfeffer, Salz und Thymian abschmecken. Im Backofen bei 200°C ca. 45 Minuten schmoren.

4. Zwischenzeitlich den Gouda reiben und 15 Minuten vor Ende der Backzeit über das Gemüse streuen.

Gemüse-Tandoori-Pfanne

4 Portionen

Kalorien pro Portion: ca. 495

Eiweiß pro Portion: ca. 42 g

Fett pro Portion: ca. 25 g

Kohlenhydrate pro Portion: ca. 39 g

Zubereitungszeit: ca. 25 Minuten

Schwierigkeit: leicht

Was ist das Besondere?

Kichererbsen enthalten wenige Kohlenhydrate aber viele Proteine, die lange sättigen und sogar beim Muskelaufbau helfen können. Kichererbsen sind zudem besonders reich an Ballaststoffen, die sogar vor Krebs schützen. Genau dieselbe Wirkung haben auch Blumenkohl und Broccoli. Zwiebeln und Tandoori-Gewürze antibakteriell, die Zucchini fördert die Entwässerung. Damit ist dieses Gericht ein wahres Fitness-Essen.

Zutaten:

2 Zwiebeln

250 g Blumenkohl (frisch oder TK)

250 g Broccoli (frisch oder TK)

1 Paprikaschote (ca. 200 g)

250 g Zucchini

1 EL Öl

1 EL Tandoori-Gewürzmischung

200 ml Gemüsebrühe

150 ml Kokosmilch

450 g Kichererbsen (aus der Dose)

Salz

Chilipulver

Und so geht's:

1. Die Zwiebel halbieren und die Hälften in Ringe schneiden. Blumenkohl und Broccoli putzen bzw. auftauen lassen und mundgerecht zuschneiden. Die Paprikaschote und die Zucchini würfeln.

2. Zwiebel und Paprika im Öl anbraten, dann Tandoori-Gewürz, Kokosmilch, und Brühe angießen, Broccoli und Blumenkohl zugeben. Etwa 5 Minuten einkochen lassen, dann die Zucchini und die Kichererbsen dazugeben, weitere 5 bis 7 Minuten köcheln.

3. Mit Salz und Chilipulver abschmecken und servieren.

Eintopf von der roten Bete

Die Mengenangaben reichen für 4 Portionen.

Kalorien pro Portion: ca. 275

Eiweiß pro Portion: ca. 8 g

Fett pro Portion: ca. 8 g

Kohlenhydrate pro Portion: ca. 35 g

Zubereitungszeit: ca. 25 Minuten

Schwierigkeit: leicht

Was ist das Besondere?

Die rote Bete liefert nicht nur eine tolle Farbe, sondern auch einen wahren Cocktail an Vitaminen: Vitamin A, C und viele B-Vitamine. Zudem enthält das Gemüse Jod, Kalium, Folsäure, Magnesium, Calcium und Phosphor. Das Besondere ist aber das enthaltene Betanin (umgangssprachlich auch Betenrot genannt), sichtbar als roter Farbstoff. Dieser stärkt das Immunsystem.

Verzichten sollten Sie aber lieber auf rote Bete, wenn Sie zu Nierensteinen neigen. Die enthaltene Oxalsäure, kann die Bildung von Nierensteinen fördern.

Auch Kinder unter fünf Monaten sollten aufgrund des eventuell erhöhten Nitratgehalts sicherheitshalber keine rote Beete essen.

Zutaten:

400 g Möhren

1000 g rote Bete

2 rote Zwiebeln

130 ml Orangensaft

2 EL Öl

500 ml Gemüsebrühe

2 EL Meerrettich (aus dem Glas)

300 g Griechischer Joghurt

Salz

Pfeffer

Chiliflocken

Und so geht's:

1. Die rote Bete, die Möhren und die Zwiebeln schälen und grob würfeln (am besten dabei Handschuhe tragen, denn die Farbe der roten Bete ist sehr hartnäckig).
2. Das Gemüse im Öl kräftig braun anbraten.
3. Mit Brühe und Orangensaft ablöschen, salzen und pfeffern. Deckel schließen und ca. 20 bis 25 Minuten köcheln lassen.
4. Den Meerrettich unterrühren, die Suppe anrichten und jeweils einen Klecks Joghurt auf jeden Teller setzen. Leicht mit Chiliflocken bestreuen und servieren.

Gelbe Paprikasuppe

4 Portionen

Kalorien pro Portion: ca. 240

Eiweiß pro Portion: ca. 5 g

Fett pro Portion: ca. 15 g

Kohlenhydrate pro Portion: ca. 12 g

Zubereitungszeit: ca. 35 Minuten

Schwierigkeit: leicht

Was ist das Besondere?

Paprika punktet mit den Vitaminen C, A und B-Vitaminen, sowie Zink – ein Booster fürs Immunsystem. Zwiebel und Knoblauch wirken antibakteriell. Ebenso wie Basilikum. Dieses enthält zudem entzündungshemmende Enzyme, die auch in Medikamenten enthalten sind, z.B. in Ibuprofen. Gerade in der Erkältungszeit wärmt diese Suppe und versorgt den Körper mit wichtigen Stoffen, um gegen Viren und Bakterien gewappnet zu sein.

Zutaten:

1 Zwiebel

1 Knoblauchzehe

5 Paprikaschoten, gelb

3 EL Öl

125 ml Weißwein

300 ml Gemüsebrühe

200 ml Kondensmilch (4% Fett)

½ TL Johannisbrotkernmehl

Salz

Chiliflocken

3 EL gehacktes Basilikum

Und so geht's:

1. Die Paprikaschoten putzen und grob würfeln, die Zwiebel schälen, würfeln, den Knoblauch schälen und fein hacken.
2. Zuerst die Zwiebelwürfel im Öl anbraten, dann die Paprikawürfel zufügen und anbraten und mit Brühe und Wein ablöschen. Knoblauch hinzugeben und 20 Minuten köcheln lassen.
3. Pürieren. Die Kondensmilch mit dem Johannisbrotkernmehl verrühren und angießen. Mit Salz und Chili abschmecken. Mit gehacktem Basilikum garniert servieren.

Eintopf mit Wirsing

4 Portionen

Kalorien pro Portion: ca. 425

Eiweiß pro Portion: ca. 15 g

Fett pro Portion: ca. 25 g

Kohlenhydrate pro Portion: ca. 23 g

Zubereitungszeit: ca. 80 Minuten

Schwierigkeit: leicht

Was ist das Besondere?

Dieses leckere Gericht liefert viel Gemüse mit all seinen Vitamine, Mineralien und Spurenelementen. Ganz besonders reich ist das Gericht zudem an sekundären Pflanzenstoffen – also jenen Substanzen, mit denen Pflanzen sich eigentlich gegen ihre Fressfeinde oder Umwelteinflüsse schützen und die auch die Zellen im menschlichen Körper schützen.

Die Kartoffel kann Giftstoffe und Säure zu binden und auf diese Weise einem gereizten Magen und Darm Linderung verschaffen. Neben viel entwässerndem Kalium bringen Kartoffeln reichlich Vitamine (beispielsweise Vitamin C, B6, B1 und B3), Eisen, Magnesium, Phosphor, und Zink sowie Carotinoiden und natürliche Phenole mit.

Zutaten:

2 Zwiebeln

400 g Kartoffeln

700 g Wirsing

1 EL Öl

1 TL Kümmel

500 ml leichte Gemüsebrühe

2 Lorbeerblätter

½ TL Johannisbrotkernmehl

300 g Saure Sahne

4 EL Petersilie

100 g Käse, z.B. Emmentaler oder Gouda

Salz

Pfeffer

Chiliflocken

Und so geht's:

1. Die Zwiebel fein würfeln, die Kartoffeln schälen und in große Würfel schneiden. Den Kohl halbieren, Strunk entfernen. Die Blätter grob schneiden.

2. Die Zwiebelwürfel mit Kümmel im Öl glasig dünsten, mit Wein ablöschen und 5 Minuten einkochen lassen.

3. Den Wirsing und die Kartoffeln sowie die Lorbeerblätter hinzufügen und mit der Brühe auffüllen.

4. Die Saure Sahne mit dem Johannisbrotkernmehl verrühren und einrühren. Salzen und pfeffern, Deckel auflegen und bei milder Hitze 25 Minuten köcheln lassen.
5. Den Eintopf portionsweise in Suppentassen füllen, mit dem Käse bestreuen und im Backofen bei 200°C ca. 15 Minuten gratinieren lassen.
6. Vor dem Servieren mit Petersilie und einigen Chiliflocken bestreuen.

Käsesuppe mit Pilzen

4 Portionen

Kalorien pro Portion: ca. 560

Eiweiß pro Portion: ca. 20 g

Fett pro Portion: ca. 46 g

Kohlenhydrate pro Portion: ca. 7 g

Zubereitungszeit: ca. 30 Minuten

Schwierigkeit: leicht

Was ist das Besondere?

Eine würzige Suppe mit leckerem Käsearoma. Der italienische Käse liefert viel Calcium – und zwar in besonders leicht resorbierbarer Form. Dazu kommen noch Eiweiß und Eisen sowie Vitamin D.

Parmesan enthält zudem natürlicherweise den Geschmacksverstärker Glutamat. Dieser entsteht bei der Reifung und sorgt für das intensive Aroma. Keine Sorge, dieses Glutamat schadet Ihnen nicht. Im Gegenteil, es trägt dazu bei, dass Käse die Geschmacksnerven nachhaltig zufrieden stellt und Sie so lange vor Heißhungerattacken schützen kann. Diese Suppe ist also nicht nur für den Körper eine Wohltat, sondern wirklich für alle Sinne.

Zutaten:

2 Zwiebeln

150 g Cocktailtomaten

350 g Champignons

3 EL Öl

2 Knoblauchzehen

750 ml Gemüsebrühe

250 ml Weißwein

200 g Parmesan oder Emmentaler-Käse, gerieben

200 ml Sojasahne oder Kochcreme

Salz und Pfeffer

Muskatnuss (nach Belieben)

4 EL Schnittlauch, gehackt

12 Borretschblüten (falls vorhanden)

Und so geht's:

1. Die Zwiebeln in feine Würfel schneiden, die Pilze vierteln, die Tomaten würfeln, Knoblauch fein hacken.
2. Zwiebelwürfel in etwas Öl anschwitzen, Knoblauch dazugeben. Mit Wein und Brühe ablöschen, ca. 7 Minuten köcheln lassen.
3. Zwischenzeitlich die Pilze in wenig Öl scharf anbraten, die Tomaten zugeben und einige Minuten mitbraten. Salzen und pfeffern.

4. Den Käse in der Suppe auflösen, die Sojasahne oder Kochcreme angießen. Die Suppe mit einem Pürierstab schaumig aufschlagen, mit Salz, Pfeffer und Muskatnuss nach Belieben abschmecken.

5. Die Suppe zusammen mit dem Tomaten-Pilz-Gemüse anrichten und mit Schnittlauch und den Borretschblüten bestreut servieren.

Bunter Salatteller

4 Portionen

Kalorien pro Portion: ca. 420

Eiweiß pro Portion: ca. 12 g

Fett pro Portion: ca. 27 g

Kohlenhydrate pro Portion: ca. 11 g

Zubereitungszeit: ca. 25 Minuten

Schwierigkeit: leicht

Was ist das Besondere?

Kidneybohnen liefern, wie alle Hülsenfrüchte, pflanzliches Protein und Ballaststoffe. Somit halten sie lange satt. Dank ihres hohen Magnesiumgehalts liefern Kidneybohnen wichtige Stoffe für Nerven und Muskeln. Wertvoll für Muskeln, Nerven, Haut und Haare sind auch die Inhaltsstoffe, die die Sonnenblumenkerne zu diesem Gericht beitragen: ungesättigte Fettsäuren sowie die Vitamine A, B, D, E, F und K (auch als das Schönheitsvitamin Biotin bekannt), Calcium, Folsäure, Jod, Magnesium, Karotin und Selen.

Zutaten:

250 g Cocktailtomaten
1 rote Zwiebel
½ Salatgurke
½ Paprikaschote
200 g Kidneybohnen (aus der Dose)
4 Eier
50 g Sonnenblumenkerne
250 g Kopfsalat
3 EL Essig
2 EL Olivenöl
125 g Joghurt (0,3% Fett)
1 EL Petersilie (TK oder frisch)
Salz
Pfeffer
½ Teel. Senf
ca. 8-10 Basilikumblättchen

Und so geht's:

1. Die Eier 9 Minuten hart kochen, in der Zwischenzeit die Sonnenblumenkerne in einer Pfanne ohne Fett anrösten und abkühlen lassen.
2. Essig, Salz, Pfeffer, Olivenöl, Joghurt, Senf und Petersilie zu einer Salatsoße verrühren.
3. Die Gurke schälen, längs halbieren und mit Hilfe eines Teelöffels die Kerne auskratzen. Die Gurke in Scheiben schneiden. Die

Zwiebel fein würfeln, die Tomaten und die Paprikaschote grob würfeln. Die Kidneybohnen in ein Sieb gießen und mit klarem Wasser abspülen, abtropfen lassen. Den Kopfsalat putzen und in mundgerechte Stücke zupfen.

4. Tomaten, Zwiebelwürfel, Paprika, Bohnen und Gurken mischen, Salatblätter unterheben. Mit der Joghurtsoße beträufeln. Die Eier schälen, achteln und auf dem Salat anrichten. Das Basilikum grob schneiden und gemeinsam mit den Sonnenblumenkernen darüber streuen.

Bonus: 10 gesunde Low Carb Snacks

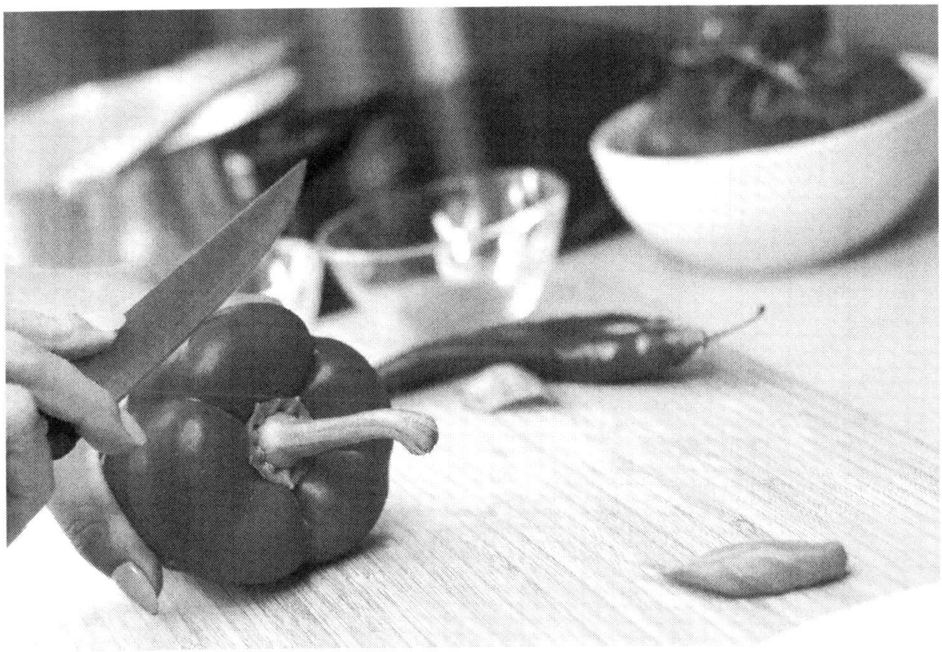

Eine kleine Inspiration für leckere, kalorienarme Zwischenmahlzeiten und kleine Gerichte finden Sie im Kochbuch „**Low Carb Snacks - 50 Sandwiches, Suppen, Salate & Co. unter 300 Kalorien**“.

Die Rezepte aus diesem eBook helfen Ihnen, sich den ganzen Tag über kohlenhydratarm zu ernähren. 10 leckere Rezepte aus diesem Buch können Sie sofort ausprobieren. Viel Spaß beim nachkochen und schlemmen!

Gratiniertes Knäckebrot

ca. 203 Kalorien, 1,5 g Kohlenhydrate, 1,5g Eiweiß, 16,5g Fett
Zubereitungszeit: ca. 10 Minuten

Zutaten:

4 Esslöffel Leinsamen, geschrotet
4 Esslöffel Wasser
½ Paprikaschote
1 Frühlingszwiebel
3 Blättchen Basilikum, grob gehackt
1 Prise Salz
15g Gratinkäse

Zubereitung:

1. Den Leinsamen mit dem Wasser verrühren. Auf einem Stück Backpapier den Leinsamen-Brei dünn ausstreichen, so dass 2 gleich große Scheiben entstehen (am besten mit Hilfe eines nassen Löffels). In der Mikrowelle bei 800 Watt ca. 2,5 Minuten backen.

2. In der Zwischenzeit die Paprikaschote würfeln, die Frühlingszwiebel in Ringe schneiden. Mit dem Basilikum, Salz und Käse mischen und auf dem gebackenen Leinsamen-Knäckebrot verteilen.

3. Nochmals bei 800 Watt für 45 Sekunden in die Mikrowelle stellen und gratieren.

Tipp: Das Knäckebrot lässt sich auch im Backofen herstellen. Die Scheiben dazu bei 200°C ca. 20 – 25 Minuten backen. Aufgrund des größeren Aufwandes lohnt es sich dann, gleich mehrere Portionen herzustellen. Das Brot lässt sich, wenn es vollkommen trocken ist, luftdicht verschlossen aufbewahren.

Club-Sandwich im Glas

ca. 289 Kalorien, 4,9 g Kohlenhydrate, 35,3g Eiweiß, 13,1g Fett
Zubereitungszeit: ca. 5 Minuten

Zutaten:

20g Magerquark
2 Esslöffel Mineralwasser
½ Teelöffel Paprikapulver
1 Prise Salz
1 Teelöffel Schnittlauch
4 Cherrytomaten
1 hartgekochtes Ei
50g Hähnchenbrustfilet, fertig gegart
1 Scheibe Eiweißbrot

Zubereitung:

1. Den Quark mit Mineralwasser, Paprikapulver, Salz und Schnittlauch mischen.

2. Die Tomaten und das Ei fein würfeln, mit der Quarkcreme vermischen.

3. Das Eiweißbrot zerkrümeln.

4. Nun alle Zutaten in folgender Reihenfolge in ein Glas schichten:
- Die Hälfte der Quarkcreme
- Die Hälfte des Brotes
- Sämtliches Hähnchen
- Die Hälfte der Quarkcreme
- Und zum Schluss wieder Brot
(wer eine andere Reihenfolge bevorzugt, kann natürlich variieren).

Toastbrötchen mit Pesto Rosso

ca. 246 Kalorien, 10,4 g Kohlenhydrate, 18,9g Eiweiß, 21,5g Fett
Zubereitungszeit: ca. 9 Minuten

Zutaten:

1 Eiweiß-Toastbrötchen
2 Teelöffel Frischkäse (7% Fett)
20g rotes Pesto
2 Teelöffel Pinienkerne
Einige Basilikumblätter

Zubereitung:

1. Die Toastbrötchen toasten und mit dem Frischkäse bestreichen.

2. Das Pesto darauf geben. Mit den Pinienkernen und dem Basilikum garnieren.

Hühnerbrust auf Spinatsalat

ca. 181 Kalorien, 5,2 g Kohlenhydrate, 24,0g Eiweiß, 7,5g Fett
Zubereitungszeit: ca. 8 Minuten

Zutaten:

100g Hühnerbrustfilet
1 Teelöffel Öl
125g Blattspinat
8 Cocktailtomaten
2 Teelöffel Balsamico-Creme
1 Prise Salz
Etwas Pfeffer

Zubereitung:

1. Das Hühnerbrustfilet in Streifen schneiden, in einer Pfanne im heißen Öl braten und aus der Pfanne nehmen.

2 Den Spinat waschen und trockenschleudern. Die Tomaten waschen und vierteln.

3. Den Spinat mit den Tomaten mischen, mit Salz und Pfeffer abschmecken und mit Balsamico-Creme beträufeln. Den Bratensaft ebenfalls über den Salat träufeln. Die Hühnerbrustfilet-Streifen dekorativ auf den Salat geben und sofort servieren.

Thunfischsalat im Ei

ca. 188 Kalorien, 0,8 g Kohlenhydrate, 23,5 Eiweiß, 6,3g Fett
Zubereitungszeit: ca. 5 Minuten

Zutaten:

75 g Thunfisch aus der Dose (in Wasser eingelegt)
1 Gewürzgurke
1 Esslöffel Joghurt
1 hartgekochtes Ei
Salz
Pfeffer
½ Esslöffel Schnittlauchröllchen (nach Belieben)

Zubereitung:

1. Den Thunfisch abtropfen lassen und zerpflücken.

2. In der Zwischenzeit die Gurke fein würfeln, mit Joghurt, Salz, Pfeffer und dem Schnittlauch (nach Belieben) mischen.

3. Das Ei halbieren, das Eigelb herausnehmen und mit einer Gabel zerdrücken. Ei und Thunfisch unter die Joghurtcreme ziehen. Die beiden Ei-Hälften mit der Creme füllen und servieren.

Mango-Romana-Salat mit Käse

ca. 230 Kalorien, 0,9 g Kohlenhydrate, 1,6g Eiweiß, 6,1g Fett

Zubereitungszeit: ca. 6 Minuten

Zutaten:

1 Mango

2 Frühlingszwiebeln

150g Romana-Salat

2 Teelöffel Olivenöl

2 Teelöffel Himbeeressig (alternativ Balsamico)

1 Prise Salz

Etwas Pfeffer

1 Esslöffel Wasser

50g würziger Käse, z.B. Emmentaler

Zubereitung:

1. Die Mango schälen, entkernen und würfeln, die Frühlingszwiebel in feine Ringe schneiden. Beides mit dem Salat mischen.

2. Aus Öl, Essig, Salz, Pfeffer und Wasser ein Dressing herstellen und über den Salat geben. Den Käse würfeln und die Würfel über den Salat streuen.

Melone-Matjes-Duett auf Rucola

ca. 299 Kalorien, 14,1 g Kohlenhydrate, 18,5g Eiweiß, 21,0g Fett
Zubereitungszeit: ca. 8 Minuten

Zutaten:

100g Melonenwürfel (Honigmelone)
1 Esslöffel Limettensaft
100g Matjesfilet
60g Rucola
1 Esslöffel Essig
1 Teelöffel Öl
1 Prise Salz
Etwas Chilipulver
Einige Minzblätter

Zubereitung:

1. Die Melonenwürfel mit dem Limettensaft marinieren. Den Matjes in feine Würfel schneiden und mit der Melone mischen.

2. Aus Essig, Öl, Salz, Chilipulver und gehackten Minzblättern ein Dressing herstellen. Den Rucolasalat damit mischen. Den Melonen-Matjes-Mix auf dem Salat anrichten und servieren.

Schaum-Crêpe mit Aprikosenquark

ca. 231 Kalorien, 2,7 g Kohlenhydrate, 19,9g Eiweiß, 13,9g Fett

Zubereitungszeit: ca. 8 Minuten

Zutaten:

2 kleine Eier

1 Prise Salz

½ Teelöffel Öl

2 Esslöffel Magerquark

2 Esslöffel Mineralwasser

1 Aprikose

½ Teelöffel Xylit (oder ein anderer Süßstoff nach Belieben)

Zubereitung:

1. Die Eier trennen, das Eiweiß zu steifem Schnee schlagen. Dabei das Salz einrieseln lassen. Eigelbe unterziehen.

2. Das Öl in einer beschichteten Pfanne erhitzen und die Schaummasse hineingeben. Bei mittlerer Hitze mit Deckel zum Schaum-Crêpe braten.

3. In der Zwischenzeit den Aprikosenquark zubereiten: Die Aprikose entkernen und fein würfeln. Den Quark mit Xylit und Mineralwasser glattrühren und die Aprikose unterziehen.

4. Den Schaum-Crêpe aus der Pfanne nehmen, mit dem Aprikosenquark bestreichen und aufrollen.

Gemüse-Rösti

ca. 233 Kalorien, 3,1 g Kohlenhydrate, 13,4g Eiweiß, 18,5g Fett
Zubereitungszeit: ca. 10 Minuten

Zutaten:

1 Möhre
1 kleine Zwiebel
100g Zucchini
2 Eier
1 Prise Salz
1 Prise Chilipulver
1 Teelöffel Öl

Zubereitung:

1. Die Möhre, die Zwiebel und die Zucchini in Stifte raspeln (alternativ in sehr feine Würfel schneiden).

2. Die Eier mit Salz und dem Chilipulver verrühren.

3. In einer beschichteten Pfanne das Öl heiß werden lassen. Das Gemüse anbraten, schließlich das Ei hinzugießen und bei geschlossenem Deckel und milder Hitze stocken lassen.

Rote Bete-Chips mit Eiersalat

ca. 255 Kalorien, 2,9 g Kohlenhydrate, 12,1g Eiweiß, 13,6g Fett
Zubereitungszeit: ca. 5 Minuten

Zutaten:

200g Rote Bete
Etwas Salz
Etwas Öl
2 Esslöffel fettarmer Joghurt
1 Teelöffel Salatmayonnaise
1 gekochtes Ei
1 kleine eingelegte Gurke
1 Prise Paprikapulver
1 Teelöffel Schnittlauch

Zubereitung:

1. Die Rote Bete waschen und in sehr dünne Scheiben schneiden, z.B. mit dem Gemüsehobel. Leicht salzen. Einen Holzspieß dünn mit Öl einreiben.

2. Die Scheiben mit wenig Abstand auf den Holzspieß aufreihen, diesen auf eine Schüssel auflegen, so dass die Chips nicht den Boden berühren. Nun in der Mikrowelle bei 800 Watt ca. 6 Minuten erhitzen.

3. Währenddessen den Dip zubereiten: Den Joghurt mit der Salatmayonnaise mischen, das Ei und die Gurke hacken und zusammen mit Paprikapulver und Schnittlauch sowie ein wenig Salz unterziehen.

4. Die Rote Bete-Chips vom Holzstäbchen ziehen und mit dem Eiersalat servieren.

Tipp: Die Chips lassen sich auch im Backofen herstellen. Die Scheiben dazu bei 200°C ca. 15 – 20 Minuten backen. Aufgrund des größeren Aufwandes lohnt es sich dann, gleich mehrere Portionen herzustellen. Die Chips lassen sich, wenn sie vollkommen trocken sind, luftdicht verschlossen sehr gut aufbewahren.

Tricks zum Abnehmen & Durchhalten

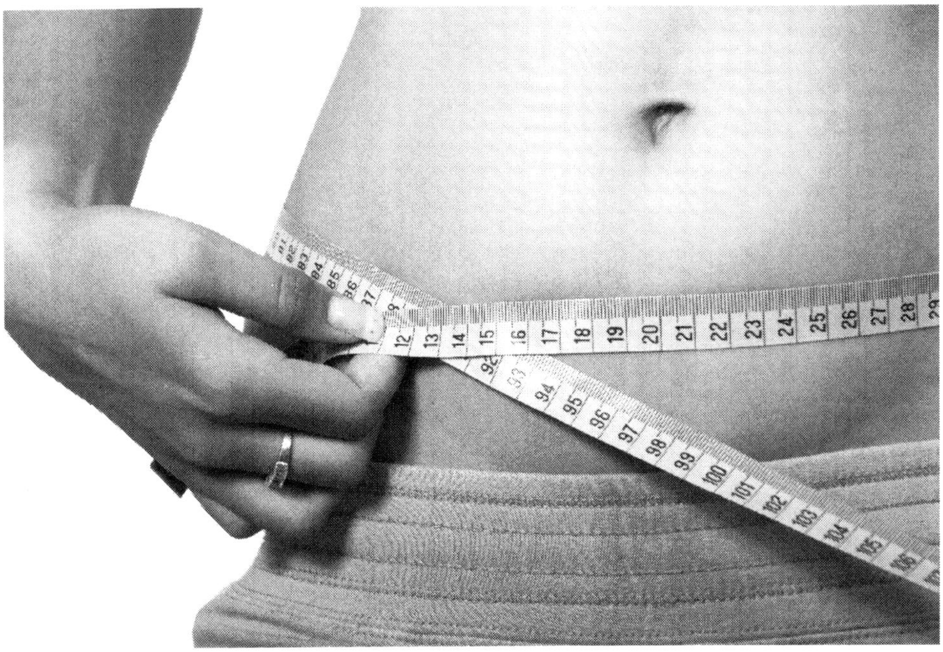

Unser kleines Dankeschön an Sie: Tricks zum Abnehmen und Durchhalten. Diese Tipps sind ein Auszug aus „**Die Beauty-Tricks der Models**“ von Aléna Ènn und Elena Schneider. Auch in diesem Buch geht es, neben vielen anderen Themen, der Ernährung und das Abnehmen. Daher finden Sie im Folgenden einen kleinen Auszug, der thematisch – wie wir finden – sehr gut zu diesem eBook passt und somit hoffentlich für Sie von Interesse ist.

Tricks zum Abnehmen & Durchhalten

Mit diesen 15 Tricks fällt das Abnehmen leichter:

1. Lieber mit dem Maßband nachmessen statt wiegen. Das ist sinnvoller, als sich nur nach der Waage zu richten. Denn z.B. Muskeln wiegen mehr als Fett, sind aber durchaus erwünscht.

2. Wer seine Ernährung verändert, sollte das nicht radikal tun, sondern Schritt für Schritt. Sonst drohen Heißhunger und Frust. Der Körper benötigt eine gewisse Zeit, um sich umzustellen.

3. Sich realistische Ziele setzen ist wichtig. Am besten mit Termin: „Am 01.11. will ich wieder in meine alte Lieblingshose passen." Malen Sie sich in Gedanken aus, wie das sein wird und freuen Sie sich jetzt schon darauf. Das motiviert. Und: hungern Sie sich nicht extrem herunter. Sowohl ein BMI über ca. 25 wie auch unter ca. 17 stellen ein Gesundheitsrisiko dar. Falls Sie Ihren BMI nicht kennen, können Sie ihn z.B. online auf www.bmi-rechner.biz berechnen.

4. Belohnen Sie sich für Erfolge. Das ist ein alter Trick, der noch immer funktioniert. Natürlich nicht mit Essen, sondern z.B. mit einem neuen Kleidungsstück oder einem Besuch beim Friseur oder der Kosmetikerin.

5. Hunger nicht mit Durst verwechseln: Oft denkt man, Hunger zu haben, dabei hat man eigentlich Durst. Also erstmal ein großes Glas Wasser trinken.

6. Fristen setzen: Wenn der Hunger kommt, sich selbst versprechen: „Ich warte noch eine halbe Stunde. Wenn ich dann immer noch Hunger habe, esse ich eine Kleinigkeit."

7. Dickmacher aus dem Sichtfeld verbannen. Nach dem Motto: Aus den Augen, aus dem Sinn! Nahrungsmittel, auf die man verzichten möchte, sollte man vor der Ernährungsumstellung ausmisten. Alles, was nicht optimal ist, aber im Schrank bleiben soll, hinter die anderen Lebensmittel oder nach ganz oben räumen, im Kühlschrank ganz nach hinten legen.

8. Immer nur kleine Portionen auf den Teller nehmen. Bei großen Portionen ist man eher geneigt, alles aufzuessen, selbst wenn man eigentlich satt ist. Im Restaurant eine kleine Portion bestellen oder das Essen mit jemandem teilen.

9. Der Gewichtsverlust schwankt, man nimmt nicht jeden Tag gleich viel ab. Lassen Sie sich nicht entmutigen, wenn es zu einer kurzfristigen Stagnation kommt. Das ist völlig normal. Erst wenn sich ca. zehn Tage nichts mehr verändert, sollten Sie Ihre Ernährung nochmal überprüfen und ggf. anpassen. Nicht vergessen: Mit jedem abgenommenen Kilo sinkt der Grundumsatz, weil der Körper weniger mit sich herumtragen muss. Dies kann man nur durch Muskelaufbau oder durch eine erneute Kalorienreduktion abfangen.

10. Eine Ernährungsweise suchen, die zur Persönlichkeit und den eigenen Vorlieben passt. Wer z.B. aus beruflichen Gründen abends seine Hauptmahlzeit einnimmt, könnte mit Dinner-Cancelling Schwierigkeiten bekommen. Eine Ernährungsform, die gut zum eigenen Leben passt, erhöht die Chance, dauerhaft durchzuhalten.

11. Sie haben es sicher gerade schon bei Punkt 10 gelesen: Ich rede nicht von Diät, sondern von Ernährungsumstellung. Denn darauf sollte es hinauslaufen. Diäten führen immer zum Jojo-Effekt. Wollen Sie langfristig schlank bleiben, kommt es dauerhaft auf eine gute Ernährung an.

12. Verbündete suchen: Ernährungsumstellungen gelingen am besten, wenn das direkte Umfeld mitzieht. Wenn Sie eine Familie oder einen Partner haben, fällt es viel leichter, sich gemeinsam umzustellen, als wenn einer die alten Gewohnheiten beibehält und der andere versucht, alleine abzunehmen. Das reduziert unnötige Versuchungen und erhöht die Chancen, durchzuhalten.

13. Essen muss schmecken. Suchen Sie sich daher eine Ernährungsform, die Nahrungsmittel enthält, die Ihnen schmecken. Lernen Sie außerdem, wie man gesunde Lebensmittel lecker zubereitet und kochen Sie möglichst oft selbst. Wer wenig Zeit hat, kocht einfach etwas mehr und friert Einzelportionen ein.

14. Achten Sie auf genügend Nährstoffe im Essen. Eine einseitige Ernährung und VItaminmangel können zu Heißhunger führen.

15. Seien Sie flexibel. Sie sind zum Essen eingeladen oder haben einfach unglaublichen Appetit auf einen Eisbecher? Genießen Sie ohne Reue – und fasten Sie dafür am nächsten Tag. Wichtig ist, dass Sie diesen Fastentermin wirklich einhalten. Schaffen Sie das nicht, müssen Sie allerdings auf kleine Sünden weitgehend verzichten.

Zum Schluss

Wir hoffen, Ihnen hat dieses Buch gefallen und Sie konnten hilfreiche Impulse mitnehmen. Falls dem so ist, freuen wir uns über eine kurze Bewertung in den Rezensionen bei Amazon. Natürlich freuen wir uns auch über Verbesserungsvorschläge. Beides hilft dabei, dieses Buch weiterhin zu verbessern und dank Ihres Feedbacks zu erweitern. **Also bitte: Hinterlassen Sie eine kurze Bewertung auf Amazon.de. Wenn Ihnen dieses Buch besonders gefallen hat, empfehlen Sie es doch auch Ihren Freunden!**

Anhang, Rechtliches und Impressum

Bildnachweis
Schnelle Vanillepudding-Törtchen: Aléna Ènn / Osterblumenmuffins: *Ann Gordon via www.flickr.com
Raffaello-Cupcakes: jamieanne via www.flickr.com / Italienische Cupcake: jamieanne via www.flickr.com / Eierlikör-Törtchen: jamieanne via www.flickr.com
Ameisenküchlein: Olga/ Олька via www.flickr.com / Alle übrigen Bilder: via pixelio alle übrigen Bilder via www.pixabay.com

Impressum
Aléna Ènn wird vertreten durch:
Anne Jost
Friedberger Str. 55
61191 Rosbach
info@wunder-kueche.de

Bildnachweis:
Alle Bilder via www.pixabay.com

19216875R00102

Printed in Poland
by Amazon Fulfillment
Poland Sp. z o.o., Wrocław